中国式大健康战略发展和科创惠民丛书

激活人体"小药厂"

哮喘儿童家庭闭环管理新生态

王 宇 陈艳焦 著

上海科学技术出版社

图书在版编目（CIP）数据

激活人体"小药厂"：哮喘儿童家庭闭环管理新生态 / 王宇，陈艳焦著. -- 上海：上海科学技术出版社，2025. 7. -- （中国式大健康战略发展和科创惠民丛书）. -- ISBN 978-7-5478-7234-5

Ⅰ．R473.72

中国国家版本馆CIP数据核字第2025NC1445号

激活人体"小药厂" 哮喘儿童家庭闭环管理新生态
王　宇　陈艳焦　著

上海世纪出版（集团）有限公司　出版、发行
上 海 科 学 技 术 出 版 社
（上海市闵行区号景路159弄A座9F-10F）
邮政编码201101　　www.sstp.cn
江阴金马印刷有限公司印刷
开本787×1092　1/16　印张14.25
字数180千字
2025年7月第1版　2025年7月第1次印刷
ISBN 978-7-5478-7234-5/R·3306
定价：88.00元

本书如有缺页、错装或坏损等严重质量问题，请向工厂联系调换

丛书编委会

中国式大健康战略发展和科创惠民丛书

组编
上海市健康科技协会

主编
殷卫海

副主编
杨铁毅　王　宇

编委（按姓氏笔画排序）
王　宇　田建辉　宁　友　杨铁毅　周　斌　殷卫海

本书编委会

顾问

陈汉平

（上海中医药大学，上海市针灸经络研究所）

主审

杨永清

（上海中医药大学）

邵素菊

（河南中医药大学）

著者

王　宇

（上海中医药大学）

陈艳焦

（上海市针灸经络研究所）

序1

杨永清

以天地为方，以科学为舟
——开启儿童哮喘调养新纪元

作为一名在中医与现代生命科学交叉领域耕耘数十载的探索者，我始终坚信：医学的最高境界是唤醒人体与生俱来的自愈潜能，而科学的终极使命是为人文关怀提供可验证的路径。当我的学术团队将这本《激活人体"小药厂" 哮喘儿童家庭闭环管理新生态》呈现在我面前时，我仿佛看见千年岐黄之术与现代科技文明在儿童健康领域碰撞出的璀璨星火，这正是我毕生追求的"医道合参"的具象化呈现。

在临床诊疗中，我目睹过太多哮喘患儿的人生轨迹被改写：凌晨急诊室的刺眼灯光、激素药物带来的生长迟滞、运动场上被迫退场的身影。这些场景时刻叩击着医者的良知，促使我们反思：当现代医学将 β_2 受体激动剂、糖皮质激素作为治疗基石时，是否遗忘了《黄帝内经》"正气存内，邪不可干"的谆谆教诲？当标准化诊疗方案成为主流，我们是否忽略了《小儿药证直诀》"五脏六腑，成而未全，全而未壮"的体质特性？正是这种双重维度的思考，催生了本书的核心价值——构建"天人相参、中西互鉴"的儿童哮喘调养体系。

本书提出的人体"小药厂"概念，实则是中医"先天元气"学说的现代化诠释。我们的研究团队证明"三穴五针"法针刺治疗哮喘，可以激发脑内特定核团功能，抑制迷走神经兴奋性、抑制免疫炎症、舒张气道平滑肌，从而降低气道阻力以平喘，并且还有调节免疫平衡的远期疗效。更令人振奋的是，团队基于流派传承，从临床出发，通过现代生命科学研究，发现了具有完全自主知识产权的哮喘新靶标分子TG2，系统构建了源自针灸的靶标发现科学路径。这些科学数据为"以穴代药"的千年经验提供了分子生物学注脚，也让"非药物干预"从传统认知升华为科学共识。

本书最具突破性的创新在于构建了"哮喘儿童家庭闭环管理新生态"。这种将"上工治未病"的思想转化为数字与AI赋能健康的实践，使得"治未病"真正融入大健康生活场景。

作为中医传承者、为生命科学奋斗的中医人，展望未来，我认为无论科技如何进步，医学的温度永远在于对生命个体的尊重与关怀。本书提供的不仅是防治方案，更是一种健康生活方式的启蒙——当家长为孩子推拿大椎、肺俞、风门诸穴的温暖掌心替代了冰冷的雾化面罩，当厨房飘散的药膳清香取代了医院走廊的消毒水气味，这才是健康中国最动人的图景。

此刻，我仿佛看见扁鹊手持砭石与当代科学家共论基因组学，李时珍手捧《本草纲目》在实验室分析色谱图谱。这种跨越时空的对话，正是中华医学永续传承的密码。愿本书能为千万哮喘儿童打开一扇希望之门，让传统智慧的清泉浇灌现代科技之花，让每个孩子的笑声都能自由绽放在蓝天之下。

杨永清

教授，博士生导师
上海中医药大学原副校长
中国针灸学会实验针灸分会主任委员
2025年7月

序 2

冯俊涛

传统智慧重塑儿童哮喘管理范式

哮喘是一种慢性气道炎症性疾病，病因尚不完全清楚。目前，哮喘在全球范围内的控制并不理想，重度哮喘亦不少见。儿童是哮喘的高发人群，尤其需要关注。很多家长对激素的副作用顾虑重重，孩子也不愿意配合，常常导致病情反复，陷入恶性循环。

现代医学的平喘策略主要是调控平衡，$β_2$受体激动剂通过激活肾上腺素能神经舒张气道，M受体拮抗剂通过抑制胆碱能神经来减弱气道痉挛，而激素则通过抑制炎症和缓解应激来平喘。这些策略和传统医学"虚则补之，实则泻之"治则异曲同工。相应地，针灸治疗亦有"补"有"泻"。因此，从传统医学的视角对哮喘进行防治和管理能够弥补现代医学的不足之处，对患者大有裨益。

这本书稿的出现让我充满了期待，仿佛盛夏中的一缕清风。书中提出的"家庭闭环管理新生态"让人耳目一新，它与现有的治疗方法并不相悖，而是换一个角度管理哮喘。书中强调"穴位疗法+药食调理"的干预策略，听起来好像很玄妙，但有科学道理。刺激特定穴位可以调节神经系统，减少炎症，这与激素的作用类似。"药食同源"的理论也与现代研究相符，有些食物可以调节肠道菌群，从而改善哮喘症状。

本书提倡"家庭闭环管理"理念，让患儿及其家长成为健康管理的"主角"。鼓励家长学习哮喘知识，掌握穴位按摩和药食调理的方法，利用可穿戴设备和AI系统监测孩子的病情，及时发现并处理问题。家庭闭环管理有三大好处：其一，家庭闭环管理强调积极预防，避免病情反复；其二，通过穴位疗法和药食调理，尽可能减少激素等药物的用量，减轻副作用，从而减少对儿童生长发育的影响；其三，结合孩子的体质制定个性化的管理方案，让治疗更精准有效。

一本好的科普书，要有先进的理念，也要有实践的可及性。这本书就像家庭版的"哮喘健康宝典"，它用通俗易懂的语言，介绍了哮喘的病因、症状、预防等方面的知识，并提供了穴位按摩、药食调理等实用方法，还有哮喘分型的评价问卷，让家长和孩子更容易理解和应用。

哮喘管理的理想目标应是激发人体自身的平衡修复能力，让身体内部的"小药厂"自制自洽，张弛自如，最大限度地实现"天人合一"的整体观。这本书的出版，将帮助更多哮喘家庭找回健康的主动权，让孩子们远离疾病的困扰，拥有快乐童年。

冯俊涛

主任医师、教授
中南大学湘雅医院呼吸与危重症医学科副主任
湖南省医学会呼吸病学分会副主任委员
中华医学会呼吸病学分会哮喘学组委员
2025年7月

白露引

以音养肺，天人合鸣的哮喘调养之乐

《诗经·小雅·鹤鸣》记载有"鹤鸣于九皋，声闻于天"的情景。上古先民认为丹顶鹤是拥有"通神授时"能力的神鸟，鹤鸣通天。约9 000余年前，贾湖先民观天文节气，依据日影而制鹤骨古龠，演绎的是华夏元音、洪荒初律。每一次律历更迭，都续写着"天人同频"的古老智慧。

遵循天道，天人合鸣，已深深印入华夏血脉之中。

律历同道，古人观星象而知音律，察五运而制"宫、商、角、徵、羽"五音。天地如琴，人身如弦。《黄帝内经·灵枢·邪客》记载"天有五音，人有五藏"，认为音乐的五音与人体五脏相应，声音相和则无病。繁体字中"藥（药）"与"樂（乐）"同源，用乐如用药，五音可以治疗疾患。音为五脏六腑之灵苗，与阴阳五行相通，更"与天地通"。在这部凝聚两千余年中医智慧的典籍中，"商"音如金石相击的清越之响，自古便被奉为调理肺气的天赐良方。

现代医学视域下，哮喘患者支气管的痉挛震颤，在中医体系中正是金气不敛、宣降失司的具象呈现。儿童哮喘的调养之道,恰如古筝丝弦的微妙震颤——当稚嫩的肺叶在天地之气的失衡中颤动,"商"调音律便可化作无形的药引,在悠远琴韵中重构天人共振的和谐节律。

《黄帝内经·素问·金匮真言论》记载"西方白色,入通于肺……其音商",认为商音属金,应西方白虎七宿,其声清肃如白露凝霜,正合秋金收敛之性。肺为华盖,主气司呼吸,与大肠相合,在五音体系中恰与"商"音形成精妙的共振场域。

本书独创"商"调筝曲《白露引》,以清越"商"音直入肺络;节奏平缓而有力,每处轮指皆应和呼吸吐纳的深浅节律,可平复上逆的咳喘之气,引气归于肺中、纳于肾里;古筝的清音,清澈、舒缓而有力,激引肺气宣发,如一束阳光驱散哮喘病痛之悲忧雾霾,使胸中舒畅。当"商"调筝曲的涟漪漫过儿童周身直入心肺,实则是以音波为媒介,重构着天人之间的气机升降图谱。

无论是在哮喘治疗期,还是调养期,家长都可以陪同孩子每日听赏该曲;抑或在研读本书时,独自品茗赏乐。

接下来,让我们共同开启这段奇妙之旅,循着古筝的丝弦震颤,在"以音为药,以律为方"的调养之道中,重拾天人同频的生命原初节律。

扫码听音,乐享其效

【曲目名称】白露引　　　　【音疗功效】润肺宽胸,降气平喘
【创　　意】王　宇
【作　　曲】王　晨
【古筝独奏】王　晨

白露是秋季的第三个节气,标志着天气逐渐转凉,昼夜温差增大。此时,地面的热气开始下降,水汽遇冷凝结而成露水,因此得名"白露"。白露时节的露水被视为天地间自然之气的凝结,合于商调,与人体的肺金相对应,被称为"秋之水"。白露,其性寒凉,具有润燥、清热的功效。肺主秋,燥为秋之主气,白露时节的润燥特性有助于滋养肺阴。因此,本曲定名为《白露引》。

前言

2025年4月，以"中国式大健康战略发展和科创惠民丛书"为背景的大健康讲堂第一讲，即"中国式大健康，走向未来"，在上海开讲。我们和上海交通大学教育集团人工智能培训中心联合研发的药食同源调养儿童哮喘的智能体同步推出。中国式的大健康时代已经以磅礴之势向我们走来！

从文化认知层面讲，大健康的本质是文化认知与生命科学的深度融合，其核心挑战在于突破传统健康观念的认知茧房，构建跨文化与跨代际的全民健康认知系统。这正是本书的根本所在。

从实现手段层面讲，大健康的本质，是在医疗手段的基础上，借助大数据与人工智能技术，强化非医疗手段，促进全民健康与医疗的良性发展。这正是本书所主张的哮喘儿童家庭闭环管理新生态理念得以实现的技术支撑。

在这个快节奏、高科技的时代，我们常常寻求快速的解决方案来应对健康问题。然而，对于儿童哮喘这一长期困扰着无数家庭的慢性疾病，我们开始重新审视那些历经千年验证的中医传统治疗方法。本书正是这一重新审视的结晶，它将带读者走进一个传统智慧与现代科学交相辉映的全新健康领域，帮助工作繁忙的家长、学业繁重的患儿尝试除吃药打针之外的新手段。

对于儿童而言，治疗哮喘不仅是一场身体的抗争，更是一场影响日常生活、限制活动能力，甚至威胁生长发育和心理健康的"无声战役"。因此，寻找一种既能有效控制症状，又能减少药物副作用的调养方法显得尤为重要。

在这本书中，我们从中国式大健康的角度出发，坚持天人合一理念，深入探讨了穴位疗法与饮食疗法这两种传统治疗方法如何与现代研究相融合，为哮喘儿童提供全新的健康管理方案。

基于传统医学经验与现代研究的深度融合，我们提出了一种全新的治疗策略——"穴位疗法+食疗调理"靶向开启哮喘儿童的人体"小药厂"。这里的"小药厂"指的是人体自身的免疫系统和代谢系统。通过穴位疗法和科学食疗的双重干预，以及大数据和人工智能技术的加持，能够激活人体"小药厂"的调节机制，产生类似于药物的治疗效果，帮助身体实现自我修复与平衡，开启一场从内而外的健康革命。

本书不仅详细阐述了穴位疗法和食疗的科学原理及其协同作用机制，共同对抗哮喘，还提供了实用的指导，包括如何选择合适的穴位刺激治疗方案、如何制定个性化的食疗计划，以及如何将这些方法融入日常生活，以实现最佳的防治效果。本书着重讨论观念和策略，所以，具体的操作手法、食谱的制作步骤仅涉及一二。

本书为处于生长发育期的哮喘儿童（3岁以上）、青少年定制，亦适用于成人哮喘患者日常调养参考。

我们希望通过这本书，为哮喘儿童及其家庭带来充满希望的新生态，让他们在追求健康的道路上，能够拥有更多的选择力和掌控力。传统智慧与现代科学的结合，不仅是对古老技艺的传承与创新，更是对未来的美好期许。我们相信这场传统与现代的交响乐，也将为人类健康谱写新的篇章。

目录

第一章 01 大健康的宝藏——人体"天然药厂"

中华文明视角下的人体与自然 /022

一 中华文明的农耕基因与天时哲学 /022
二 观象授时的技术体系与认知革命 /023
三 由天文观测到太极图与阴阳理论 /026
四 阴阳学说对中华文明的影响 /027
五 天人合一、以人为本 /028
六 正气存内,邪不可干
 ——人体的三层防御系统 /030
七 穴位——启动人体"阴阳平衡"的开关 /033
八 药食同源:中国式大健康的闭环路径 /036

人体的"三位一体免疫防线": 皮肤—肺—肠的联合防御 /038

一 免疫防御"三位一体" /038
二 皮肤与免疫 /039
三 黏膜与免疫 /040

炎症是疾病之源 /044

一 免疫系统——人体的智能防御体系 /045
二 平衡免疫力,提高抗病力 /046

哮喘的"双线战争" /047
一 免疫失衡——哮喘的主要因素 /047
二 T 细胞诱发的两场错误战役 /048

肠道健康与肺 /050
一 肠道菌群对肺的影响 /050
二 肠道通畅,肺也舒畅 /051

需要改变的哮喘管理策略 /051
一 哮喘的现代困境 /051
二 坚持儿童哮喘良好的管理与控制 /052

传统针灸医学与现代科技结合的里程碑 /053
一 邵氏针灸"三穴五针"创奇迹 /053
二 针灸传人发现哮喘治疗靶标 /055
三 来自国际医学同行的评价 /058

第二章 经穴疗法新思路
——按下"天然小药厂"启动键

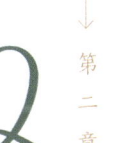

哮喘儿童常用穴位 /062

三维选穴,全方位调理"皮肤—肺—肠"体系 /064
一 维度一:直调肺气 /064
二 维度二:表里联动,通腑泻浊 /064
三 维度三:枢转气机 /064

亲子自助经穴疗法
——轻松开动"小药厂" /066

- 一 拔罐 /066
- 二 推拿 /067
- 三 刮痧 /068
- 四 艾灸 /069
- 五 穴位敷贴 /070
- 六 海盐热奄包 /071

家庭哮喘智能管理方案 /073

- 一 边玩边治，快乐的亲子哮喘穴疗仪 /073
- 二 AI 赋能的儿童哮喘智能防治生态 /075

第三章

03 智慧食疗新主张
——为"小药厂"运送原料

食物竟然可以促进或抑制炎症 /084

- 一 认识膳食炎症指数（DII） /084
- 二 认识促炎食物和抗炎食物 /085
- 三 三大抗炎营养素 /087
- 四 饮食影响肠道微生物 /088
- 五 来自食物的哮喘诱因——过敏 /089
- 六 药食同源中药——调节 DII 的天然利器 /091
- 七 构建"药食同源抗炎餐盘" /092
- 八 未来方向——"个性化—精准"
  抗炎膳食方案 /093

吃好、"拉"好，哮喘赶跑 /094

  一 关键营养素——呼吸"燃料" /094
  二 肠道菌群失衡——哮喘发作的潜在推手 /097

家长需要改变的饮食策略 /098

哮喘家庭的食物选择新策略 /101

  一 记原则、学技巧 /101
  二 哪种吃法最护肺 /102

吃对有"性格"的食物 /103

  一 "四气"与食物 /103
  二 "五味"与食物 /104
  三 怎样选对"四气五味" /105

大健康时代的药食同源新思路 /106

  一 会选道地药材很重要 /106
  二 25种中西医新视角下的"儿童友好"佳品 /107

怀山药	P108	百合	P144
贝母	P110	麦冬	P147
薏苡仁	P112	佛手	P150
银杏	P115	银耳	P153
杏仁	P117	五指毛桃	P156
茯苓	P120	陈皮	P159
黄芪	P123	白扁豆	P162
五味子	P126	芡实	P165
山楂	P129	姜黄	P168
黑芝麻	P132	薄荷	P171
乌梅	P135	化橘红	P174
沙参	P138	罗汉果	P177
紫苏	P141		

04 餐餐可行、人人可享
——大健康闭环管理个性化

智能化、系统化实现个性化　　　　　　　　/182

哮喘分型问卷家庭版　　　　　　　　　　　/184

调养食谱源源不断供给"小药厂"　　　　　/192

  一　急性发作期：寒热不同，菜单不同　　/192

  二　慢性持续期：症状不同，菜单不同　　/201

  三　慢性缓解期：四季调养，顺应自然　　/205

  四　伴随症状的对症药食同调　　　　　　/216

结语　　　　　　　　　　　　　　　　　　/225

附件　　　　　　　　　　　　　　　　　　/226

附1：儿童哮喘周记　　　　　　　　　　　　/226

附2：儿童哮喘食物日记　　　　　　　　　　/228

第一章

大健康的宝藏
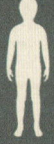——人体"天然药厂"

人体是一个"天然药厂",使用正确的非药物方法,诸如针灸、食疗等,就可以激活这一人体内的"天然药厂",达到防病、治病的效果。这种认知,远可追溯至中华文明的起源,近可新见于靶标发现驱动的中医药研究新范式;上可触达天人合一、药食同源的古老学说,下可开辟哮喘治疗药物研发的新路径。让我们追随先贤和后继者的脚步,以对哮喘的研究传承和创新发现为例,洞见中国式大健康为生命科学作出的杰出贡献。

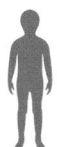

中华文明视角下的人体与自然

每个民族都有其独特的光辉灿烂的文明发展史。文明在早期形成过程中，经历了"需求引导—实践观测—规律总结—抽象哲学—具象应用"的过程。文明对人类社会产生了深远而广泛的影响，推动了科技、经济和政治的发展。最终，文明还塑造了我们的文化习俗和生活方式，影响了我们对健康与疾病的认知，决定了我们养生保健、预防疾病、治疗疾病的具体方式。

一 中华文明的农耕基因与天时哲学

中华文明滥觞于农耕文化。在中华文明体系中，农耕与天文的起源密不可分，两者共同构成"天文为体，农耕为用"的早期文明的核心框架：天文是认知框架，提供时间标尺、空间坐标与宇宙运行规律的解释，是认知体系的原点；农耕是实践载体，更是探索天文规律的源头动因，将抽象天文规律转化为土地生产力，同时通过农业经验反哺天文的修正。

古人将天文观测与农业生产深度绑定的智慧，从春耕夏耘到秋收冬藏，太阳周年视运动决定播种窗口，节气转换划定劳作周期，气候冷暖左右收成丰歉——对天时的掌控不仅是技术问题，更是族群存续的核心命题。

> **礼记·月令**
>
> 孟春之月，日在营室……东风解冻，蛰虫始振……王命布农事。

为掌握"天时"这一核心生产力，自新石器时代早期，先民在驯化作物、构筑聚落的同时，同步开启了对星辰运行的系统性观测。他们通过"骨龠（yuè）测日定节""立表测影"这一系列的原始而精妙的技术，以圭表测量日影长度变化,推演出太阳回归年周期,初定二分二至(春分、夏至、秋分、冬至),进而划分出二十四节气。这一历法体系不仅精确标注了农时节点(如"清明前后,种瓜点豆"),更从日影的阴阳消长中抽象出太极图式,形成"一阴一阳之谓道"的辩证思维。这种"观象授时以定农功"的实践,不仅塑造了中华文明的认知框架、技术框架,更孕育了"天人合一"的哲学观念。观测数据的技术积累与哲学思辨的理论升华,共同构成中华文明认知世界的双轨:前者为农业生产提供可操作的时间坐标,后者则为宇宙观、生命观、伦理观与社会治理奠定思想根基。这种"技术理性"与"价值理性"的共生,使得天文历法超越实用工具范畴,演变为中华文明的精神图腾。

三 观象授时的技术体系与认知革命

中华文明起源具有多元一体特质,诸多史前文明虽如"漫天星斗,八方雄起",但"天文"一脉将其贯穿形成一体。自新石器时代至今,中国天文学历经近万年发展,形成了以观测实践、历法制定和宇宙理论为核心的东方传统天文体系,并滋生了东方哲学的世界观、生命观。

中华文明"天人相应"的宇宙观,不仅构建了独特的生命哲学,更衍生出一套复杂而系统的理论体系,贯穿哲学、医学、政治、伦理、艺

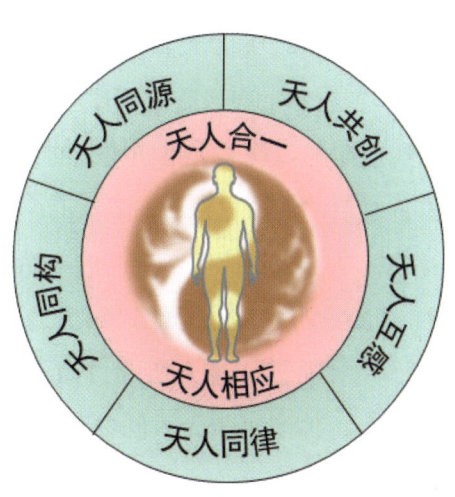

天文指引下的生命观体系

术等领域。在医学领域，有不同维度的核心延伸，包括：①天人同构，人体结构与宇宙的微观映射；②天人同律，生命节律与自然周期共振同步；③天人互感，人体能量与信息同天地的动态交互；④天人同源，物质与精神的统一；⑤天人共创，人类参与宇宙自然的演化。

以下，我们通过几个极具代表性的事件，展示这一恢弘历程。

贾湖文化（约 7 500—9 000 年前）——音律、节气与稻作的原初联结

位于河南舞阳的贾湖遗址，是探索中华农耕与天文起源的关键节点。该遗址是世界上最早的稻作农业起源地之一，同时存在稻、粟种植痕迹，证明长江中游在万年前已进入稻作农业阶段。遗址出土了诸多星象观测的物证：遗址墓葬中龟甲内放置的石子数量多与月相周期（29 或 30 枚）吻合，暗示对月亮的观测已用于农时划分。甲骨上的"目"形刻符，或为记录星象（如参宿三星）的符号，用以指导播种时序。更具突破性的是，遗址中发现的数十支鹤骨古龠，揭示了天文与音律的早期互动——音律同源。

骨龠是上古先民以丹顶鹤的尺骨制成的管状器，兼具天文观测与音律校准功能。骨龠钻孔之前，以二分二至（春分、夏至、秋分、冬至）时的日影投影为准刻出一定比例的基准线，再定钻孔，形成两端通透的笛状，用以测日影定节气。骨龠大多为五至七孔，可吹奏出包含"宫、商、角、徵、羽"的五声音阶和七声音阶的旋律。音律与节气均以"数"为纽带，源于自然周期规律，体现"天人同构"的智慧。鹤骨古龠既是测日定节的工具，也是奏响"天籁之音"的乐器。

这来自上古的音律，是"以音律应节气"的原始历法，印证了中华文明早期天文、历法、音乐的一体化思维，后世进而形成天人合一理论，并应用于人体生理的阐释。人体五脏与古龠五孔所发出的五音相应，七窍与古龠七孔暗合，体现了"天人同构""天人同律"理念。正如本书开篇所示，天人合鸣。

仰韶文化（约5 000—7 000年前）——斗柄授时，天人合一

"北斗"在中国天文领域占有重要地位，"北斗"崇拜是仰韶先民的最高信仰之一。距今约6 000年的河南西水坡遗址出土了一幅"蚌塑青龙白虎北斗图"：在45号墓室中部的男性骨架的左右两侧，有用蚌壳精心摆塑的龙虎图案，昂首、弓身、长尾，前爪扒、后爪蹬，状腾飞。其中北斗斗柄是由两根胫骨组成，而胫骨在古代也是立表测影中"表"的象征，这表明西水坡先民已经掌握"立表测影"技术。通过竖立一根标杆（表），观察其影子的长度和方向变化，可以确定太阳在天空中的位置和运行轨迹。这种方法帮助古人发现了太阳在黄道上的周年视运动规律，进而划分出四季和二十四节气。例如，当影子最长时，是冬至；影子最短时，是夏至。二十四节气的划分是中国古代农业文明的智慧结晶，它不仅指导农业生产，还深刻影响了古代社会的生活节奏和文化传统。

山西陶寺遗址（约3 900—4 300年前）——"天—地—人"联动的时空坐标

观象授时是中国古代天文的重要功能之一，其核心是通过观测天象来制定历法，指导农业生产和社会生活。随着生产力的不断发展，国家政权的出现，观象授时便是君权的象征。观象授时并非单纯的科学活动，更是与政治权力密切相关。

山西陶寺遗址出土的距今4 100年的古观象台，是世界上最早的观象台。观象台13根夯土柱构成的天文观测缝，可精确测定冬至、夏至

尚书·尧典

帝尧……乃命羲和，钦若昊天，历象日月星辰，敬授人时。

等关键节气,印证了《尚书·尧典》中关于历象日月星辰,敬授人时的记载。这种观测网络与历法制定,本质上是对自然节律的数学建模:通过长期记录日影长度、北斗斗柄指向以及二十八宿位置,构建起"天—地—人"联动的时空坐标系。

三 由天文观测到太极图与阴阳理论

技术的突破催生了认知框架的革命。

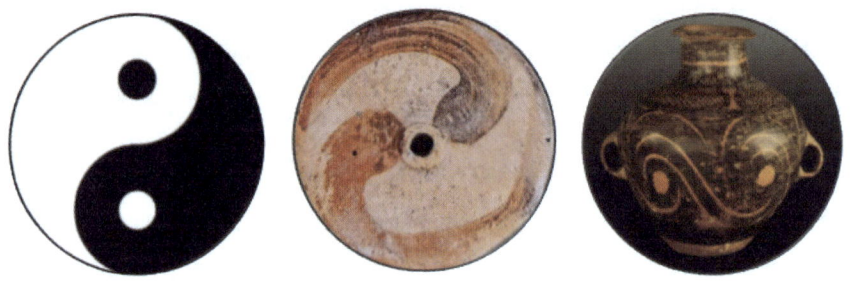

从左至右为太极图、屈家岭文化漩涡纹样彩陶纺轮(屈家岭遗址博物馆)与马家窑文化彩陶漩涡纹双耳罐(临洮县博物馆)

古老的太极图形

陕西永靖出土的距今约6500年的彩陶漩涡纹双耳罐,作为新石器时代马家窑文化的代表,上绘有双漩涡纹,被认为是早期的太极图形式。

新石器时代的彩陶上的一些图案,如湖北屈家岭文化彩陶纺轮上的漩涡纹饰,可被视为最古老的太极图。这些图案是阴阳契合、太极思想的完美演绎,年代可追溯到公元前3300年至前2600年。

我们都熟悉黑白相缠的太极图(阴阳鱼),但或许不知道——它其实是中国最古老的天文观测报告。数千年前,古代先民用一根杆子"画"出了这个神秘图案。这就是"立杆测影",是古人天文观测的重要方法。通过在阳光下竖立标杆（称为"表"），观察影子的长短和方向变化，以此来确定方向、时间和节气。"圭表"是上古时期立杆测影的专门的工具。"表"即"立表"，投影用；"圭"则称为"圭表"，测量用。

冬至太阳最低，日影最长（阴气最盛）；夏至太阳最高，日影最短（阳气最盛）；全年日影在冬至→夏至之间由长变短，夏至→冬至之间由短变长，形成完美循环。当古人把全年365天的日影数据连起来，奇迹出现了：以杆子为圆心画一个大圆，代表黄道（太阳周年视运动轨迹）；每天正午的日影长度，用黑色线段从圆心向外标记；冬至开始，顺时针连接所有黑线末端……阴阳鱼雏形诞生了！最长黑线堆叠出"黑鱼"（象征阴盛）；最短黑线堆叠出"白鱼"（象征阳盛）；中间的S曲线，正是春分、秋分的过渡轨迹。

太极图的形成，是从数据到哲学的过程。古人发现，太阳投影在圭表上的轨迹呈现规律性循环，其最长日影（冬至）与最短日影（夏至）构成的极值区间，恰与作物生长周期相吻合。这一现象被抽象为太极图中阴阳鱼的动态平衡——冬至阳气始生，夏至阴气渐长，阴阳二气的消长既主导四季轮回，也隐喻万物生灭。看似玄妙的太极图，实则是古代天文大数据可视化的杰作：圆心代表观测点（北回归线附近）；圆周对应太阳周年视运动；鱼眼暗示物极必反（最长的日影后开始变短，反之亦然）。

这份"太阳年度体检报告"，逐渐升华出影响中华文明的核心思想——阴阳观念：日影长短对应阴阳消长，万物皆有对立统一；二十四节气：精确划分日影变化节点，指导农耕；八卦五行：用八种符号（八卦）描述阴阳比例，结合木火土金水（五行）构建宇宙模型。

四 阴阳学说对中华文明的影响

今天，这个兼具科学基因与哲学美感的图案，依然在诉说着：中国古人如何用一根竹竿丈量天地，解码宇宙。由此衍生的阴阳学说，将自然规律（天道）与人类行为（人道）纳入统一解释系统：农业生产需"与四时合其序"，人体养生需"法于阴阳，和于术数"。这种将技术经验升华为哲学范式的思维路径，使中华文明摆脱了原始宗教的桎梏，形成独具特色的实践理性传统。

太极图（阴阳鱼）生动形象地揭示了宇宙构成的奥秘：阴阳对立而又统一，相应而又合抱。我们要特别注意，太极图中心阴阳鱼的S曲线，是一分为二的阴阳双方彼此依存、制约、消长、转化的动态展现。由此曲线判分的阴阳双方，互补共生，相反而又相成，象征着宇宙万象遵循对立统一法则实现的和谐。太极图的形成与古人对天文现象的观察密切相关。太阳的东升西落、昼夜交替、四季更替等自然现象，体现了阴阳变化的基本规律。阴阳学说是中国古代哲学的核心思想之一，它认为宇宙万物都由阴阳两种基本力量构成，阴阳相互对立、相互依存、相互转化。这种思想不仅源于对自然现象的观察，还与古代社会的生活实践密切相关。太极图的图形结构（阴阳鱼）形象地表达了阴阳的动态平衡关系，体现了中国古代哲学对宇宙规律的深刻理解。

阴阳学说奠定了中国古代宇宙观的基础，认为宇宙是一个动态平衡的整体，万物皆由阴阳构成。阴阳学说强调事物的对立统一，这种思维方式成为中华文明的核心哲学方法论。它不仅用于解释自然现象，还用于指导社会生活和政治实践。这种观念影响了中国古代的天文学、医学、哲学等多个领域。中医理论深受阴阳学说的影响，认为人体健康是阴阳平衡的结果，疾病则是阴阳失调的表现。通过调和阴阳来治疗疾病，是中医的基本治疗原则。

五 天人合一、以人为本

> **黄帝内经·素问·宝命全形论**
>
> 天覆地载，万物悉备，莫贵于人。人以天地之气生，四时之法成……

人法地，地法天，天法道，道法自然，最后我们会领悟到：人法自然。这就是我们所说的"法天象地"，这体现了"天人合一"的深层思维模式。

中医学认为人体是一个小宇宙，与大宇宙（自然界）是相互联系、相互影响的。人应该顺应自然规律，调和阴阳五行，以达到身心健康的目的。这种以人为本、天人合一的思想，是中医学的核心理念之一。

> 黄帝内经·灵枢·岁露论
>
> 人与天地相参也，与日月相应也。

中医学的经典著作《黄帝内经》多次提到天人合一的思想。主张人与宇宙万物一样，都是由天地之气孕育而生。并强调了人体与自然界的密切联系，人的生活和健康受到自然界日月星辰等天体运行的影响。天体运行带来四季与昼夜的周期性变化，同样也会影响人体功能周期性的改变，因此，主张人应该根据四季、昼夜的变化来调整自己的生活习惯、作息和精神状态，以达到身心健康的目的。

我国现存最早的药学专著《神农本草经》，系统地总结了药物的性味、归经、功效等，强调了药物与人体、自然环境之间的相互作用和平衡。书中提到药物的选用应根据自然环境和人体状态来调整，无处不体现了天人合一的思想。

后世医家也多强调这一核心理念，诸多著作不仅在医学理论和实践上具有重要价值，同时也深刻体现了中华文明中"天人合一"的哲学思想，强调了人体与自然环境的和谐共生。

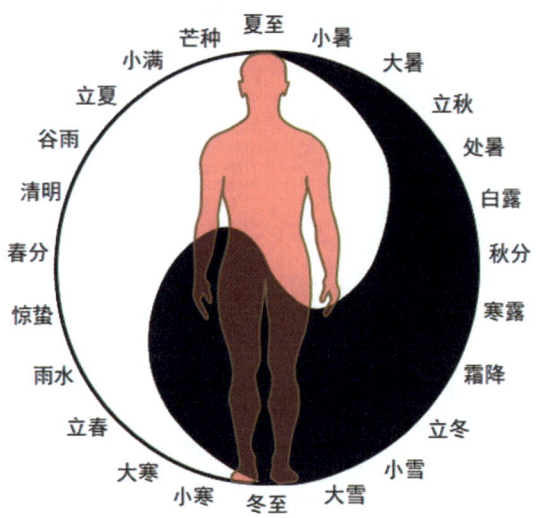

天人合一，人的生命节律与四季、二十四节气相应

六 正气存内，邪不可干——人体的三层防御系统

> 黄帝内经·素问·刺法论
>
> 正气存内，邪不可干……

"正气"是指人体生理之气，具有维持人体正常生理功能的作用，通常与病邪相对而言，其表现为人体的抗邪、康复能力。正气存内，邪不可干，指的是当人体正气充足时，外来的致病因素就难以侵犯人体，从而保持健康状态。

▎动态防御：正邪博弈≈免疫稳态调控

保证人体健康，是一场关乎生死存亡、正邪相争的立体战争。

正气可以理解为人体的防御能力，包括免疫系统、内分泌系统等。当这些系统功能正常时，人体能够抵御外界的病原体和不良环境因素。

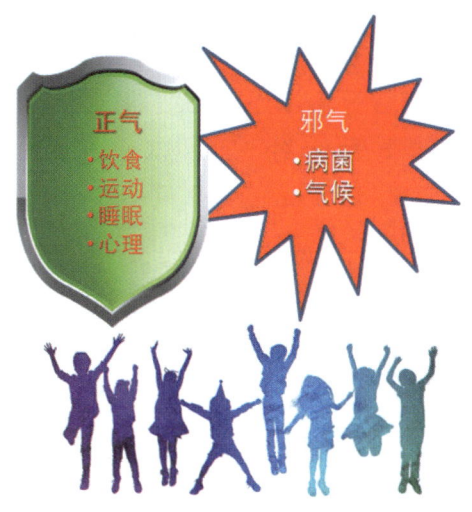

正气存内，邪不可干

例如，良好的饮食习惯可以提供必要的营养，增强免疫力；适量的运动可以提高新陈代谢，促进血液循环；充足的睡眠有助于身体恢复和修复；健康的心理有助于情绪稳定。这些都是维护正气、预防疾病的重要措施。对于家长来说，日常生活中应注重孩子的饮食均衡，鼓励孩子参与体育活动，保证充足的休息时间。

《黄帝内经》虽未使用"免疫""微生物"等现代医学术语，但其构建的"卫气—经络—脏腑"三维防御体系，与现代免疫学的"皮肤—黏膜—细胞"立体防线惊人呼应。我们来解码《黄帝内经》的医学智慧，看中医学如何论述这场生命保卫战。

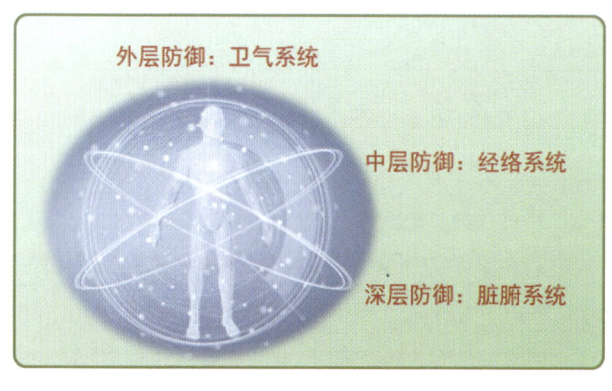

人体三层防御系统

第一道外层防御：卫气系统 ≈ 先天免疫屏障

> 黄帝内经·灵枢·本藏
>
> 卫气者，所以温分肉，充皮肤，肥腠理，司开阖者也。

这段文字概括了卫气的主要功能，用现代语汇来说就是：维持皮肤表面温度、抑制细菌，调控汗腺分泌抗菌肽，强化角质层结构完整性。

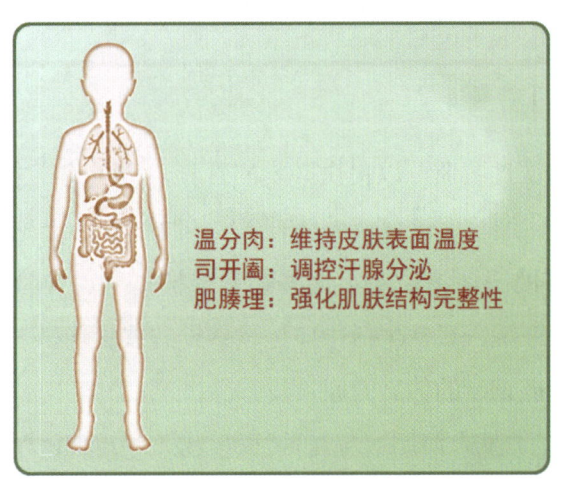

卫气系统功能

第二道中层防御：经络系统 ≈ 免疫细胞运输网

> 黄帝内经·灵枢·本藏
>
> 经脉者，所以行气血而营阴阳……

> **黄帝内经·灵枢·经脉**
>
> 经脉者,所以决死生、处百病、调虚实,不可不通。

经络能够行气血,使营卫之气密布于周身,营气行于脉内,卫气行于脉外,对内调和脏腑,对外具有防御外邪侵入的作用。

- **行气血**:通过经络通道运输免疫细胞与抗体,建立免疫成分定向迁移的高速路网。
- **通表里**:连接体表与内脏的传感通路,实现皮肤—黏膜与深部组织的免疫联动响应。
- **调阴阳**:通过经气流动平衡免疫应答强度,调节 Th1/Th2 免疫应答的动态平衡。

七 穴位——启动人体"阴阳平衡"的开关

中医通过调节经络和阴阳平衡来达到治疗疾病和保持健康的目的。穴位作为经络上的重要节点,通过针灸等方法可以调节人体的阴阳平衡,启动人体的自我调节机制。

《黄帝内经》中提到"阴阳匀平谓之平人",即人体阴阳平衡是健康的标志。阴阳平衡的失调会导致各种疾病的发生。书中还强调了经络系统的重要性,经络遍布全身,内属脏腑,外络肢节,沟通内外,贯穿上下,将人体各部组织器官联系成为一个有机的整体,认为经络是连接人体各部分的重要通道,通过穴位刺激的方式来调节经络可以调节人体的阴阳平衡。

《针灸甲乙经》《针灸大成》等书中记载了大量的穴位定位和主治功能,以及针灸处方和各种疾病的治疗方法,无不体现了通过穴位调和人体阴阳、气血的重要作用。

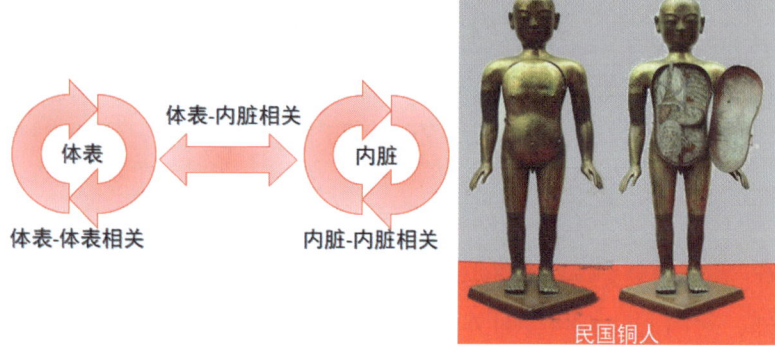

经络理论的核心

> 黄帝内经·灵枢·海论

夫十二经脉者,内属于腑脏,外络于肢节。

这段文字指出人体十二条经络的主要功能是联络体表与体内的脏腑。

第三道深层防御:脏腑系统≈免疫器官联盟

人有五脏六腑。"脏"是指实心有结构的脏器,有心、肝、脾、肺、肾五脏;"腑"是指空心的容器,有小肠、胆、胃、大肠、膀胱五个腑。另外将人体的胸腔和腹腔分为上焦、中焦、下焦,统称为三焦,是第六个腑。脏与腑是表里互相配合的,一脏配一腑,脏属阴为里,腑属阳为表。人体是通过经络系统把五脏六腑、四肢百骸、皮肉筋脉、七窍二阴联系成一个有机的整体。

- **心主血脉**:通过血液循环输布免疫活性物质,心脏淋巴系统驱动免疫细胞向次级淋巴器官归巢。
- **心藏神**:神经—内分泌信号协调免疫应激阈值,交感神经调控骨髓造血节律与胸腺 T 细胞成熟效率。
- **肝主疏泄**:调畅气机,促进免疫代谢废物排出,肝脏 Kupffer 细胞清除病原体残骸，合成补体与蛋白。
- **肝藏血**：储备免疫细胞并调控凝血—抗炎平衡，肝窦内皮细胞捕获循环抗原，诱导免疫耐受与 NK 细胞活化。
- **肺朝百脉**：宗气推动免疫因子全身循环，肺泡巨噬细胞启动系统性免疫应答。
- **脾统营血**：运化水谷精微并生成免疫物质，脾脏作为最大的外周淋巴器官，调控 B/T 细胞分化。
- **肾藏元气**：命门真火维持免疫记忆功能，骨髓造血干细胞持续生成免疫细胞并储存免疫记忆。

人体的五脏六腑的功能特点，可以概括为：相互辅助，相互抑制，动态平衡；表里相合，内外相应，整体调控。

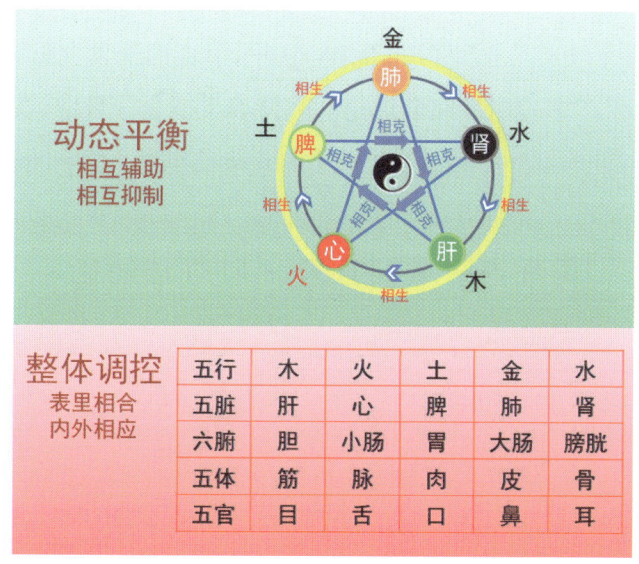

人体脏腑系统

以上三道防御体系呈现递进式防护机制，外层（皮肤黏膜）物理防御—中层（经络体液）快速反应—深层（脏腑骨髓）长效调控，与现代免疫学的固有免疫、适应性免疫、免疫记忆三级防御模型形成跨时空对话。

八　药食同源：中国式大健康的闭环路径

"药食同源"是中华文明独有的理念，是天人合一理念在饮食方面的具象体现。"药食同源"指的是许多食物既可以作为日常饮食的一部分，又具有药用价值，能够防治疾病，它们之间没有绝对界限。随着健康中国战略的推进，预防为主的指导思想引发了医学模式的改革，中医的"药食同源"理念和"防治结合""治养结合"思想受到了空前重视。

在中国的古代，药与食并没有严格的区分。随着社会的发展和生产力的提高，人们对食物和药物的认识逐渐深入，开始对药食进行明确的区分。《周礼·天官》中就有"食医"的记载，专门负责调配膳食以预防疾病、调养身体。《黄帝内经》进一步提出"五谷为养，五果为助，五畜为益，五菜为充"的饮食原则，奠定了药食同源的理论基础。此"五谷、五果、五畜、五菜"的配制，展示了合理膳食食材之间互补的妙处，日常生活中若能懂医学理论，坚持养生摄食，日常饮食亦能发挥大功效！

黄帝内经素问直解·脏气法时论

脏气，五脏之气也。法时，法天之四时也。天行四时，地生百物。人备五脏，皆合五行……地有五谷五果五畜五菜百药，各具五味，各有五行；人之五脏五行，合于天地。合天，则有五色六气之上承，合地，则有五苦五欲之下应，故曰脏气法时也……五谷为养，五果为助，五畜为益，五菜为充，气味合而服之，以补精益气。

随着经验的积累，药食开始分化，人们开始根据不同的需求选择食物或药物。例如，在《伤寒杂病论》中，张仲景将食物与药物结合，创制了食疗方剂，如当归生姜羊肉汤，这体现了药食同源理念在实践中的丰富和完善。

人们在寻找食物的过程中发现了食物和药物的性味和功效，认识到许多食物既可以食用也可以药用,隋代名医杨上善认为:"空腹食之为食物,患者食之为药物",这就是"药食同源"理论的基础。

到了唐代,食疗学得到了进一步的发展,孙思邈在《千金要方》中专立了一卷"食治",把食疗药膳作为治疗疾病的首选对策。唐朝医药学家、食疗学家孟诜的《食疗本草》更是世界上现存最早的食疗专著。

古代医家认为,中药具有"寒、热、温、凉"四种性能和"辛、甘、酸、苦、咸"五种味道,决定了其功效,同样食物也具有以上"四性五味",具有药效。食物和药物的气味相结合,可以起到补充人体精气的作用。在治疗疾病时,应使用药物攻击病邪,同时通过五谷、五果、五畜、五菜滋养身体,辅助恢复健康。目前我国颁布的药食同源清单,正是基于此所定,我们会在后续章节详细论述。

然而食疗须求其所宜,避其所忌。中医治病相当重视"对症下药",食疗也需要针对体质选用食疗方案。所以在选择适当的中药进行食补前应先了解体质,以合五味。

药食同源的理论是天人合一思想的人与自然的统一,强调了通过合

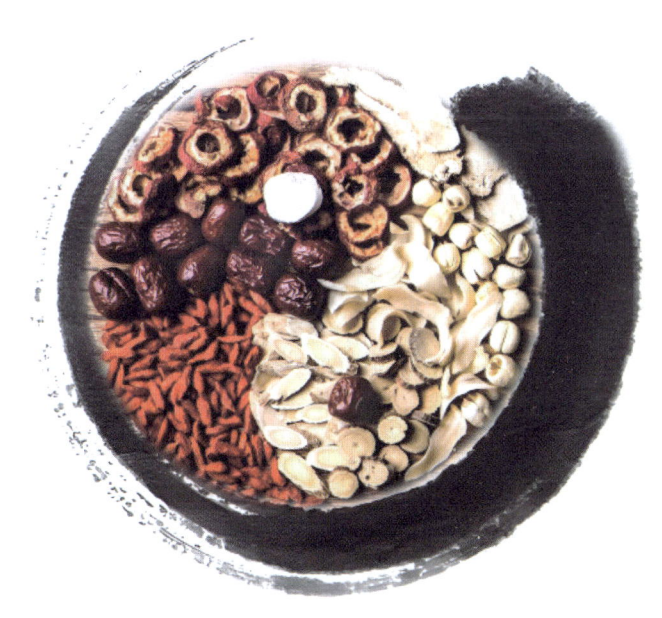

理的饮食来维持健康和预防疾病的重要性，是中医学与饮食文化相结合的产物，在我国至今仍对人们的健康生活方式产生着深远的影响。体现了中华民族对自然界的认知和利用、对人体健康的关注和维护，是中华文化的智慧和精髓。

药食同源是中国式大健康闭环管理的重要环节，是"餐餐调养、人人健康"的中国式大健康普惠方案的现实路径。

人体的"三位一体免疫防线"：皮肤—肺—肠的联合防御

《黄帝内经》用"卫气营血""正邪相争"等朴素语言，勾勒出立体免疫防御的完整框架。这部成书于秦汉的医学圣典，早已预言了现代免疫学的核心命题——人体如何通过多维度的精妙协作，在微观战场捍卫生命尊严。

中国传统医学认为，"肺与大肠相表里""肺主皮毛"，肺脏与皮肤、肠的关系，是一个体系。这一点与现代医学的研究不谋而合。

人体是一个完整的有机体，与外界隔离形成独立的个体。人是依靠什么与外界隔离的呢？很多人会首先想到皮肤。除了皮肤，还有黏膜。人体为什么不生病？是因为有免疫系统，免疫的前哨站包括皮肤免疫和黏膜免疫。

一 免疫防御"三位一体"

人体是一个微生物—人体共生的复合体，通过皮肤—肺—肠的免疫调节"三位一体"达到免疫平衡。

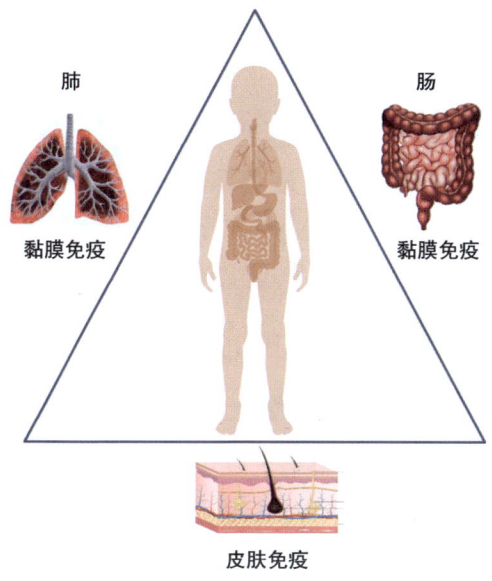

免疫防御铁三角

三 皮肤与免疫

皮肤包在身体表面，直接同外界环境接触，具有保护、排泄、调节体温和感受外界刺激等作用，是人体中最大的器官。

皮肤是最大的免疫器官

皮肤的第一道防线是其物理屏障，包括角质层、表皮层和真皮层，它们共同防止外来病原体的侵入。同时，皮肤还是一个复杂的免疫器官，具有防御、监视和调节等多种免疫功能，对维护机体健康至关重要。

微生物屏障：皮肤不仅是外界与内环境的分界线，更是微生物定植的重要场所。这些定植微生物不仅参与皮肤的免疫调节，还影响着整体健康。这些定植微生物形成了微生物屏障，通过与病原体竞争和分泌抗菌物质来抑制病原体的繁殖。当这些微生物失控时，可能引发局部炎症甚至全身感染，这给免疫系统提出了重要的调控挑战。同时，皮肤能够作为一个"自主免疫工厂"("自主淋巴器官"),通过形成三级淋巴器官,局部直接产生抗体,调节微生物与宿主的相互作用。

免疫屏障:皮肤拥有多种免疫细胞,如朗格汉斯细胞、巨噬细胞、T细胞和B细胞等,它们参与免疫应答,清除外来病原体。角质形成细胞通过模式识别受体感知危险因素,并释放细胞因子、趋化因子和抗菌肽,启动免疫应答。同时,皮肤内含有丰富的免疫分子,如免疫球蛋白、辅助细胞因子和趋化因子等,它们通过多种机制发挥抗病毒的功能。

丰富的感受器分布:皮肤是人体最外层的"智能防护体系"。它不仅能防水、防晒,还藏着成千上万的"微型传感器"——这些感受器让我们能感知冷热、触摸甚至疼痛。皮肤感受器的丰富性本质上是生物体在进化中形成的多模态传感系统,通过空间分布密度、反应阈值差异和时间编码特性,构建了精确的环境感知网络。

刺激皮肤可以治疗疾病

正因皮肤具有免疫功能,所以不同方法刺激皮肤可以防病、治病,如针灸推拿、药物敷贴等都可以调节免疫。另外,皮肤还可以把"边境的敌情"传递到大脑,调动机体的整体防御。

关于皮肤对人机体的调控作用,我们会在本书后续有关经络穴位部分给大家详细讲解。

三 黏膜与免疫

如果说皮肤免疫是我们看得见的第一道战线,那么黏膜免疫就是人体的"隐形防护盾"。黏膜多覆盖在体内的器官表面,隐藏于体内,也是机体与外界的分界线,主要包括肺的黏膜和消化道的黏膜。

黏膜免疫像防盗门一样,有三重防护。

- **物理屏障**:门板本身(对应黏膜上皮细胞)。
- **黏液陷阱**:门上涂的黏胶(黏液层粘住入侵者)。
- **智能警报**:门锁的指纹识别(免疫细胞精准识别敌人)。

肺：黏膜免疫系统的"安检口"

黏膜免疫系统如同覆盖在呼吸道、消化道等对外开放通道的"智能安保系统"，而肺部正是这个系统的"核心安检口"——每天要过滤1万升空气！

如果把人体比作一座城堡，肺就是24小时开放的城门——既要让氧气自由进出，又要防住空气中的病毒、细菌和PM2.5。它的秘密武器，正是藏在黏膜里的"特种防御部队"。

黏液—纤毛垃圾传送带：气道内表面铺有一层黏液层，就像铺在气管上的"粘蝇纸"，空气中的灰尘、PM2.5、病毒都被粘住；纤毛细胞上的数亿根纤毛，犹如微型扫把，以每分钟1000次的速度把脏东西扫向喉咙，传送到咽喉，成为痰咳出。

免疫细胞哨兵巡逻队：巨噬细胞是肺里的"清道夫"，10秒内能吞掉漏网的细菌；分泌型IgA抗体，是黏液里的"防病毒喷雾"，让流感病毒脚底打滑，无法入侵。

记忆杀手训练营：支气管壁藏着"BALT军事基地"（支气管相关淋巴组织），这里会把抓到的病毒碎片做成"通缉令"（抗原呈递），训练T细胞成为"病毒杀手"，生产针对呼吸道病原体的特种抗体。当病毒突破防线，免疫系统会无差别轰炸，就像用火焰喷射器灭蚊，防御过度、敌我不分，这就是我们熟悉的"细胞因子风暴"。

正常情况下，肺的免疫系统可以精准识别致病因素，能分辨无害的花粉和致命结核杆菌；具有免疫记忆：得过流感后，同种病毒再来时会被快速消灭；但当动态调节过度时，例如哮喘患者的免疫系统容易把柳絮当敌人产生过度反应，诱发哮喘。

> 下次呼吸时，记得你的肺每一次呼吸，都在时时上演《生化危机》+《碟中谍》——每分钟都有免疫细胞在黏液战场上演绎生命守卫战！

肠道：最大的免疫"军事训练营"

肠道里驻扎着全身 70% 的免疫细胞，每天处理来自食物、细菌、病毒的上万亿次"敌我识别"，是最大的免疫器官。

肠道是一个复杂的生态系统，驻扎着 100 万亿计的微生物菌群（是人体细胞总数的 10 倍），和免疫系统形成了精密的攻防联盟。下面带你揭秘这场微观世界的史诗级合作。

新兵训练营——派尔集合淋巴结：是肠黏膜免疫系统的重要组成部分，是小肠黏膜内的一组淋巴滤泡。肠道内壁褶皱中分布着数万个"免疫训练营"，新生的免疫细胞在这里进行特殊训练。

- 学习识别敌友（比如区分蛋白质是鸡蛋还是寄生虫）。
- 接受"模拟实战"（接触无害的细菌片段）。
- 获得精准打击能力（生成特异性抗体）。

> **初乳的重要性**
>
> 婴儿出生后喝的第一口母乳，含有激活这些"训练营"的特殊信号分子！

益生菌特战队：肠道内长期驻留着大量对人体有益的细菌，最有名的是"双歧杆菌"。双歧杆菌可以分泌丁酸盐，强化肠道细胞间的"城墙"（紧密连接蛋白）；可以释放短链脂肪酸，训练免疫细胞保持冷静（防止过度炎症）；可以制造维生素 B_{12}，给免疫细胞充电。

> **肠道不能太干净**
>
> 肠道内的微生物是刺激免疫系统形成的重要因素。如果肠道内缺少这些微生物，免疫系统会发育不全。实验发现：无菌小鼠的肠道免疫细胞数量只有正常小鼠的 30%！

肠道拥有"三重防御工事"抵御外来之敌，保护人体健康。

第一重防御工事——物理屏障：一是黏液"护城河"：杯状细胞每天分泌3升黏液（相当于两大瓶可乐），形成两层防护，外层是粘住细菌的"沼泽地"；内层是富含抗菌肽的"消毒液护城河"。二是细胞"城墙"：肠道上皮细胞通过紧密连接蛋白锁死缝隙，形成严密的细胞"城墙"。一旦物理屏障破坏，当"城墙"破损（比如肠漏），食物碎片会进入血液，从而引发过敏、关节炎甚至抑郁症。

第二重防御工事——化学武器库：一是防御素，即肠道细胞分泌的"分子弓箭"，能刺穿坏菌的细胞膜；二是溶菌酶，是专攻细菌细胞壁的"拆墙专家"；三是IgA抗体，是黏液中的"防黏胶"，让病毒无法附着肠壁。

第三重防御工事——微生物屏障：一是占位防御，有益菌通过"抢座位"（就像在早高峰地铁上占满座位）阻止病原体定植在肠道上；二是化学战：乳酸菌分泌乳酸，制造病原体难以存活的酸性环境；三是情报共享：某些菌群会向免疫系统"举报"潜伏的致病菌。

抗生素的破坏力

过量滥用抗生素，可导致肠道菌群被误伤，进而免疫防线崩溃，容易感冒、腹泻。

肠道与免疫系统之间的相互作用是多方面的，包括微生物群对免疫细胞的直接调节作用，以及通过代谢产物影响全身免疫状态。现代研究为我们理解肠道健康与免疫系统之间的关系提供了新的视角，并为治疗相关疾病提供了潜在的靶点。

炎症是疾病之源

> **炎症的定义**
>
> 炎症是抵御有害物质入侵生命的一种防御机制。其特征是，免疫细胞和其他非免疫细胞的激活，通过消除病原体和促进组织修复、恢复来保护宿主免受细菌、病毒、毒素和感染的侵袭。

炎症作为人类最早认识的医学症状之一，自医学诞生之初便受到关注。它是人体抵御感染外界物质的自然反应。在传统医学中，"炎症"曾被用作多种疾病的统称，尤其是那些表现为皮肤感染的"红、肿、热、痛"症状的疾病。这些直观的临床表现使古人将其归因于某种"火"的侵袭，这种认知不仅存在于中医理论中，在其他医学体系的发展史上也有相似记载。这一点从英文中"inflammation"（炎症）一词源于"flame"（火）便可得到印证，可见在对炎症本质的认知上，传统中医理论与现代医学理念存在高度共识。

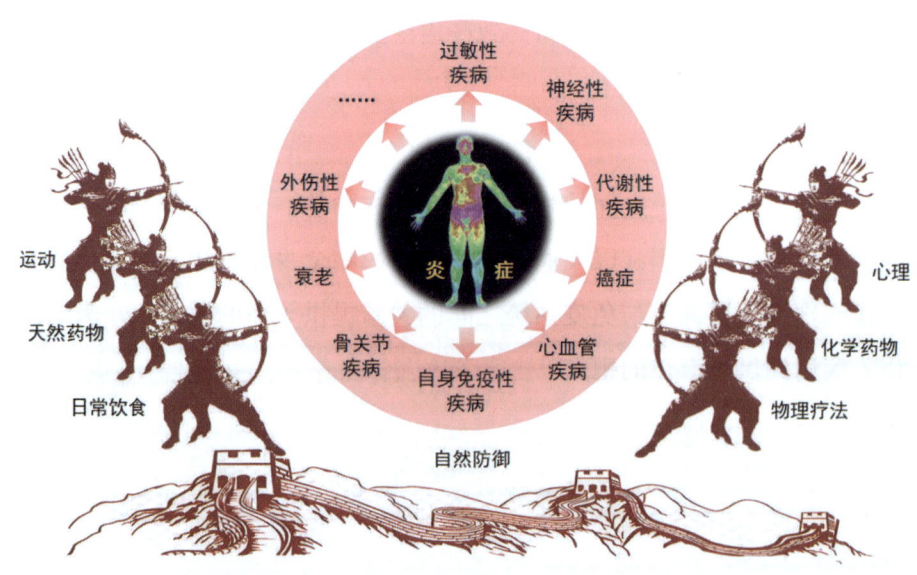

炎症与疾病

炎症，是免疫系统识别受损的细胞，刺激物或病原体，并开始治愈的过程。一般来说，炎症分为急性炎症与慢性炎症。我们在面对外部侵扰时，主要依赖体内免疫系统的自然防御或借助医疗手段，如物理疗法（如针灸推拿）、药物疗法（如中草药、化学合成药物），以及运动、心理治疗等方法。

慢性炎症性疾病与哮喘具有共同的基础，造成炎症细胞和炎症因子的水平异常，加重气道慢性炎症，最终影响哮喘的控制。

一 免疫系统——人体的智能防御体系

如果把人体比作一座城池，免疫系统就是由智能防御网络、特种部队、预警系统构成的超级国防体系。它能识别 10 亿种不同敌人（病原体），每秒生产 800 万个新兵（免疫细胞），同时还能记住曾经交战过的对手，建立终身免疫档案。

物理防线（城墙与护城河）
- 皮肤与黏膜：0.5～4 毫米厚的角质层，含抗菌肽（人体自产的抗生素）。
- 黏膜分泌的黏液：呼吸道/消化道表面覆盖黏液毯，含溶菌酶和 IgA 抗体。
- 共生菌群：肠道 100 万亿益生菌形成生物屏障。

先天免疫（快速反应部队）
- 巨噬细胞：如同巡逻兵，5 分钟内到达感染现场，吞噬直径≤5 微米的病原体。
- 中性粒细胞：如同自爆兵，释放含弹性蛋白酶/活性氧的 NETs（胞外陷阱网）。
- 补体系统：30 种蛋白质组成的"智能地雷"，标记并溶解病原体。

> **适应性免疫（精准打击特种兵）**
> - T 细胞：如同指挥官，通过 TCR 受体识别 MHC 分子呈递的抗原。
> - 辅助 T 细胞（CD4$^+$）：分泌细胞因子指挥全局。
> - 细胞毒 T 细胞（CD8$^+$）：精准刺杀病毒感染细胞。
> - B 细胞：抗体"工厂"，每个细胞每秒生产 2 000 个特异性抗体。
> - 记忆细胞：免疫系统的"黑匣子"，保存病原体特征信息。

三 平衡免疫力，提高抗病力

免疫力越强越好吗？错！

人体免疫系统是亿万年进化铸就的精密防御工程，免疫系统的主要三大功能是免疫监视、免疫自稳、免疫防御。它既需要保持对病原体的杀伤力，又要避免攻击自身组织。只有免疫系统的三大功能正常，即免疫平衡，可正确识别异己，有效清除外来入侵的有害物质，才能借此保护人体健康。

人体的免疫力有一个平衡点。当免疫力的平衡点被打破了，就会生病。如果免疫系统过度活跃甚至亢奋，就会"丧失理智"，出现"自残"行为，损伤人体自身的正常细胞，导致过敏或自身免疫性疾病；如果免疫功能功能下降或丧失，就会无法识别和攻击外来"敌人"，导致感染、肿瘤等疾病发生。免疫学是研究动态平衡的，而阴阳平衡理论是典型的"中国式智慧"。在太极图中，阴中有阳，阳中有阴，阴极生阳，阳极生阴。理解这套系统的运作规律，可以帮助我们更好地预防、治疗疾病。

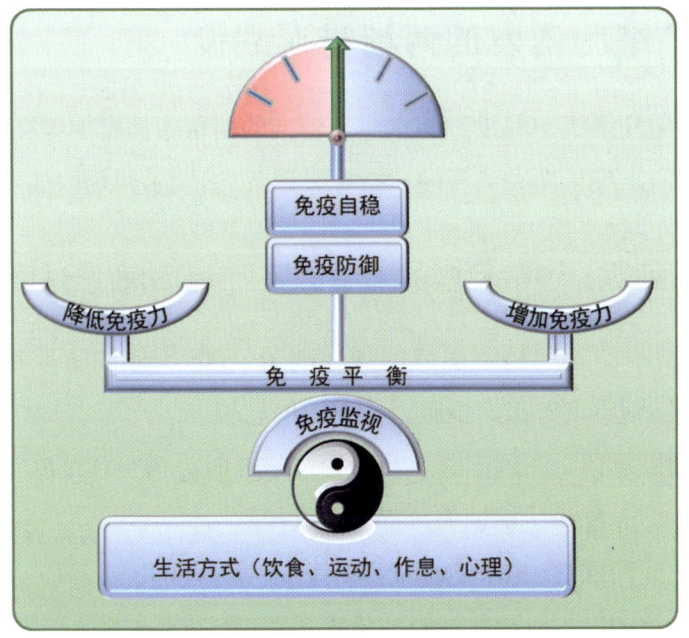

免疫平衡与失衡

哮喘的"双线战争"

下面，我们要说说发生在哮喘发病过程中的免疫系统的"双线谍报战"：过敏围剿与沉默自毁。

一　免疫失衡——哮喘的主要因素

哮喘是呼吸道的"过敏警报系统"失灵的结果。哮喘就像呼吸道装了一套过度敏感的防御系统——当遇到灰尘、花粉等无害物质时，这个系统却误判为"致命威胁"，在免疫系统的主导下，引发气管收缩、黏液激增、管壁肿胀，导致呼吸困难。而在这场误报的"防御战"中，免疫系统的 T 细胞扮演着指挥官角色，它们的错误指令是哮喘发病的核心。

三　T 细胞诱发的两场错误战役

人体免疫系统中的 T 细胞本应是精准的防御指挥官，但在哮喘患者体内，它们出现了两种典型的"指挥失误"，引发了两场内战。

Th2 细胞：过敏反应的"激进派"，启动敏感过度战役

Th2 型哮喘如同精准制导的现代战争，IgE 抗体如精准制导导弹、嗜酸性粒细胞负责爆破、细胞因子发动信息战。

- 触发场景：遇到尘螨、花粉等过敏原时，树突状细胞（侦察兵）误将无害物质标记为"寄生虫入侵"。
- 作战指挥官：Th2 细胞。
- 参战部队：树突状细胞（侦察兵）、Ⅱ型固有淋巴细胞（边防预警与防御指挥官）、B 细胞（导弹兵工厂）、嗜酸性粒细胞（拆迁大队）、肥大细胞（爆破弹兵工厂）、杯状细胞（黏液生产厂）。
- 标志武器：IgE 抗体（导弹精准打击）。
- 情报误判启动战争：树突状细胞将尘螨、花粉等外来物质误判为寄生虫，Th2 细胞大量分泌 IL-4、IL-5、IL-13 三种分子"作战指令"，启动保卫战。

过敏的"战伤"和修复

战后即时创伤：气管平滑肌收缩、黏液堵塞、气道壁肿胀，形成典型的喘息 + 黏液栓症状。

战后永久性创伤：持续炎症导致基底膜下胶原沉积，气道壁增厚 2~3 倍。即使停战，遗留的"气道高反应性"仍会让患者在冷空气刺激下瞬间进入战备状态。

现代科技反制：抗 IgE 单抗（如奥马珠单抗）清除抗体导弹，抗 IL-5 药物（如美泊利单抗）精准狙杀嗜酸性粒细胞，激素灭火（消炎），β_2 受体激动剂安抚气道平滑肌，使之舒张。

Th17 细胞：炎症的"顽固派"，启动自体毁灭叛乱战役

非 Th2 型哮喘更像失控的原始暴乱，中性粒细胞实行焦土战术，气道上皮屏障崩塌，基因调控叛乱。

- **触发场景**：面对空气污染、病毒感染等非过敏因素时，香烟或 PM2.5 破坏气道上皮黏液屏障，出现纳米级缺口，进而气道上皮细胞受损，屏障崩塌，引发内乱。巨噬细胞将脱落的细胞碎片误认为是细菌，释放 IL-8，召唤中性粒细胞军团。
- **叛乱指挥官**：Th17 细胞。
- **叛乱部队**：肺泡巨噬细胞（人体清道夫）、中性粒细胞（携带"生化武器"弹性蛋白酶，破坏气管结构）。
- **标志武器**：活性氧自由基、中性粒细胞喷射的 DNA 网（NETs）、IL-17A。

叛乱的灾难和医疗困境

无差别焦土战术：NETs 裹挟着弹性蛋白酶，将健康组织溶解成蜂窝状。Th17 细胞发射的 IL-17A 穿透上皮层，激活 STAT3 通路，导致平滑肌异常增生——这种肌层肥厚比 Th2 型隐蔽 10 倍，却在沉默中逼近窒息临界点。

基因层面的叛乱：表观遗传改变使 TNF- 改基因启动子永久去甲基化，炎症信号形成自循环。即便外界刺激消失，巨噬细胞仍持续分泌 IL-1 子，如同开启永不停歇的"炎性引擎"。

医疗反攻的困境：刺激气管壁纤维化（如同在橡胶管里浇筑水泥，导致永久性狭窄）。这类哮喘对激素治疗反应差，吸入激素类药物对 40% 患者无效，抗 IL-17 单抗仅降低 1/4 急性发作率，基因编辑武器尚在实验室阶段。这类患者极易发展为难治性哮喘。

肠道健康与肺

中医理论认为,肺与大肠通过经络相连,构成"表里关系",现代医学称为"肠—肺轴"。两者在健康和疾病方面相互影响。这里,我们主要讲述肠道对肺功能的影响。

肺与肠看似功能独立,实则通过菌群—免疫—代谢紧密关联。维护肠道健康(如均衡饮食、规律排便)不仅对消化系统有益,也是保护肺部的重要策略。

一 肠道菌群对肺的影响

肠道菌群与肺部健康存在双向影响,称为"肠—肺轴"。

肠道微生物组通过产生代谢物(如短链脂肪酸、胆汁酸、细菌素等)来影响肺部健康。这些代谢物可以通过血液循环和淋巴系统到达肺部,参与调节肺部的免疫反应和炎症过程。肺部微生物组也参与调节呼

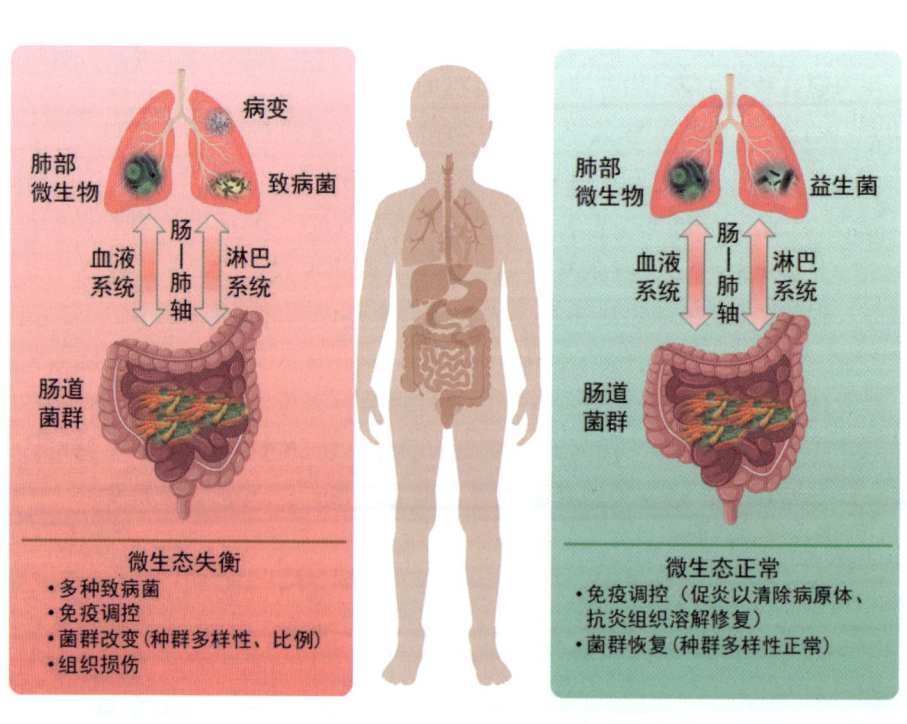

肠—肺轴

吸道的稳态和免疫功能，与肠道微生物组共同维护机体的整体健康。例如，肠道炎症可能通过免疫系统激活，导致肺部炎症反应。

肠道和肺部都拥有丰富的免疫细胞，它们通过肠—肺轴相互通信，共同调节机体的免疫反应。肠道菌群失衡或肺部菌群紊乱都可能引发免疫系统的异常反应，导致疾病的发生和发展。

肠—肺轴之间通过可溶性微生物组分和代谢物的循环运输来实现相互影响。这些代谢物包括脂多糖、短链脂肪酸、脱氨基酪氨酸等，它们在肠道和肺部之间传递信息，参与调节机体的生理功能。

 肠道通畅，肺也舒畅

肺主呼吸、调节气机，大肠负责排泄废物。肺气宣发（向上向外输送能量）和肃降（向下收敛）的功能正常，能促进肠道蠕动；反之，肠道通畅也有助于肺气运行。例如，肠道积滞可能引发咳嗽、气喘等肺部症状。

从《黄帝内经》的"肺与大肠相表里"的宏观整体观，到现代医学的"肠—肺轴"微观机制，肠道健康与肺功能始终紧密交织。维护肠道通畅不仅是消化系统的需求，更是为肺部构筑一道生物屏障。正如中医所言："欲得清气满胸臆，须使浊阴出下窍。"这也为我们打开了"从肠调肺"的哮喘日常调理的思路。本书的后续内容，正是基于以上理论，通过调整生活方式，重点以食养护、以药调理肠道生态，为困扰呼吸系统疾病的患者开辟一条"曲线救国"的新路径。

需要改变的哮喘管理策略

哮喘的现代困境

哮喘是全球最常见的呼吸系统疾病之一，据世界卫生组织估计，目前全球约有3亿人在跟哮喘作斗争。其中3%~5%的哮喘患者病情较重，症状控制不佳、病情频繁急性加重。

我国近年儿童哮喘发病率逐年上升，14岁及以下哮喘患者数超810万。儿童哮喘对身心健康造成严重影响，还可能影响学习、生活和活动能力；部分儿童哮喘患者由于治疗不及时或不当，最终可能发展为成人哮喘，导致肺功能受损，甚至完全丧失体力劳动能力。

目前儿童哮喘的治疗，依然以吸入性糖皮质激素类药物联合 β_2 受体激动剂为主。面对使用激素的依赖性、易耐药以及向心性肥胖、满月面容、糖代谢平衡紊乱和骨骼发育异常等诸多问题，哮喘儿童家长普遍担忧，导致规律治疗的依从性下降。中国最新的哮喘治疗指南强调，减少药物副作用是哮喘治疗的一个重要目标。因此，哮喘儿童的非药物干预、预防性调养显得尤其重要，不发病或少发病是家长普遍期盼的。

目前全球哮喘治疗的核心目标依然是以药物实现患者症状的有效控制，以使其能够正常参与日常活动，从而维持良好的生活质量。为实现这一目标，治疗策略必须考虑多方面因素。除了控制症状外，还需要预防哮喘急性发作和长期恶化，以及减少哮喘可能带来的死亡风险。

> **儿童哮喘的首选防治策略**
>
> × 依靠药物的病后治疗、控制。
> √ 防治的关口前移。
> 生活方式的调整、中医药融入的日常调养。

二 坚持儿童哮喘良好的管理与控制

对哮喘儿童进行良好的管理与控制，可改善体质、减少发作次数、减轻发作程度、减少肺功能损害、降低用药升级、减少成年哮喘的发生概率，从而逐渐恢复正常生活、学习、运动、自信，甚至能成为专业运动员。

强调预防调养为先，已病治疗在后。建立亲子协同、全场景管理、长期预防、规律医治用药的防治与调养体系。尽量早期干预早期治疗，药物治疗和非药物治疗相结合，长期、持续、规范、个体化用药。

> **儿童哮喘的认识误区**
> ✗ 哮喘不能根治，因此只能依靠药物控制症状。
> ✗ 反正有药物可以控制，因此平时也不用预防和调养。
> ✗ 儿童哮喘不严重，青春期发育时就好了，长大就不会再哮喘发作了。

哮喘的发病与症状具有波动的特征，很有迷惑性，喘息症状可以"突发突止"，有可能自行缓解，这就使得很多人产生认识误区或者侥幸心理，认为不治疗也能缓解，那就不必治疗了。导致哮喘越来越加重，频繁发作，最终从轻度哮喘逐渐变成重度哮喘、儿童哮喘迁延为成人哮喘。

因此，利用好人体的"天然药厂"，做好哮喘儿童的日常调养，防止从轻度转重度、从儿童哮喘迁延为成人哮喘，是儿童哮喘防治的重要意义。

传统针灸医学与现代科技结合的里程碑

一 邵氏针灸"三穴五针"创奇迹

河南省地处黄河中下游流域的中原腹地，是中华民族历史文化的重要发源地，有着丰富的文化底蕴。这里也是我国中医药学的重要发源地，先秦名医扁鹊、东汉名医华佗、医圣张仲景、金元四大医家之一的张从正均长期行医于此。

现代中医针灸界巨擘、"河南邵氏针灸流派"创始人邵经明教授（1911—2012）也出生于此。邵经明先后师从名医郭玉璜、近现代针灸巨匠承淡安先生，从医生涯80多年。他精于针术，工于汤药，重视中西合璧，四诊同参，内外兼治。他师古而不泥古，治法往往别出心裁，自成一体，独树一帜。创立了河南中医学院针灸专业，也是新中国针灸事业发展的奠基者之一，1990年被遴选为首批全国老中医药专家学术经验继承工作指导老师，享受国务院政府特殊津贴。

邵经明教授是"河南邵氏针灸流派"创始人，"河南邵氏针灸流派传承工作室"被批准为首批全国中医学术流派传承工作室建设单位。2021年，邵氏针灸入选第五批河南省非物质文化遗产代表性项目名录。

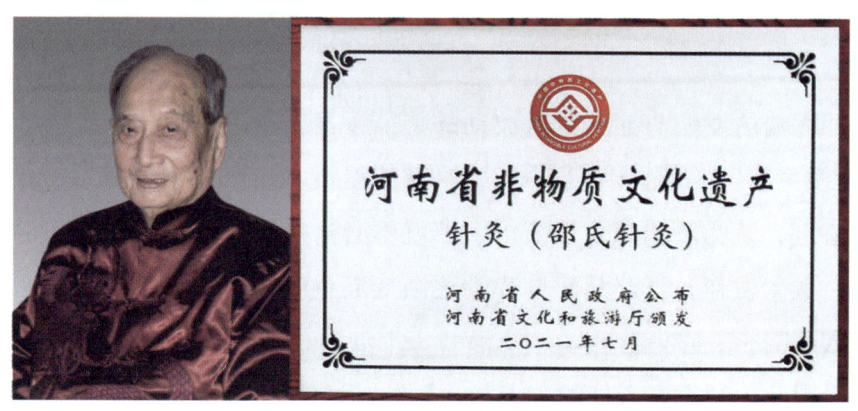

邵经明教授99岁寿辰照（2009年）与河南省非物质文化遗产证书（2021年）

邵经明教授从20世纪30年代起采用针灸治疗哮喘，经过50余年的艰苦探索，反复筛选穴位，不断改进方法，总结出了一整套防治规律，研创出一种收效迅速的治疗方法，该法以背部的肺俞（双侧）、大椎、风门（双侧）三穴作为治疗哮喘的主穴，被人们称为"三穴五针一火罐"（现称为"三穴五针"法）。

多年的临床实践，证实"三穴五针"法在哮喘发作期可使肺内气道阻力降低，哮喘即刻得到缓解；在缓解期调整肺功能，增强抗病能力，防止哮喘发作，使其远期疗效逐渐得到巩固。通过实验研究，邵老初步证实了哮喘患者存在三大病理环节，即肺通气障碍（肺失宣降）、血液循环障碍（血瘀）及免疫功能缺陷（正虚），而运用该法治疗后能宣通肺气、活血化瘀，显著改善患者体质，因此临床能屡获良效，被称为

"针界奇迹"。目前,"三穴五针"法针刺治疗哮喘已经成为国家中医药管理局适宜推广技术在全国推广应用,并被编入中医院校教科书,2024年该技术被世界中医药联合会收入中医适宜技术项目库。

二　针灸传人发现哮喘治疗靶标

现代中医人是与时俱进的,已经熟练地借助现代生物技术探索针灸的真谛。

上海中医药大学杨永清教授,师从邵经明教授,是邵氏针灸第二代传承人。他带着邵氏针灸的"三穴五针"法来到上海,师从上海中医药大学陈汉平教授,基于传统针灸,致力于哮喘创新药的研发。杨永清教授带领王宇、尹磊森、徐玉东、陈艳焦等70余位硕士和博士研究生、历经近30年,开创性地创建了一条源自中国传统医学的创新药发现路径。

杨永清研究团队从临床有效的针刺抗哮喘治疗方法出发,发现针刺肺俞、大椎、风门等穴位后,可显著改善哮喘患者呼吸功能并提高金属硫蛋白-2(MT2)蛋白含量。通过建立小鼠哮喘模型后研究证明,该蛋白在哮喘发病中起关键作用。研究还发现,MT2在气管平滑肌细胞上的作用受体是肌动蛋白结合蛋白-2(Transgelin-2,TG2)。研究人员据此利用放射受体分析、激光共聚焦、RNA干扰、表面等离子共振、基因敲除动物模型等技术和方法进行了确认和验证。

TG2蛋白也成为我国科研工作者发现并验证的第一个支气管哮喘新靶标。杨永清团队进一步与中国科学院上海药物研究所合作,利用分子对接、虚拟筛选等技术,从6 000个化合物中筛选了可以特异性结合针刺抗哮喘靶标TG2的小分子,验证并确认了"类针刺"舒张气管平滑肌作用的先导化合物TSG12是具有良好临床应用前景的潜在抗哮喘新药物。

这条艰辛的探索之路,可以形象地比喻为"四步钓鱼策略"。

第一步,开船出海勘探渔业资源:这条"大船"即是流派传承有效疗法,"勘探渔业资源"即是开展规范的临床试验,进一步验证传统疗法的有效性。

第二步，撒网捞虾：虾，即针刺治疗哮喘后筛选出的具有抗哮喘作用的有效物质，也就是针刺后具有抗哮喘作用的MT2蛋白。通过蛋白质组、基因组等多组学技术，广泛撒网筛选出差异分子，进一步缩小范围，验证个别有效的分子。

第三步，以虾钓沙丁鱼：沙丁鱼，即哮喘靶标TG2蛋白。药物发挥药效，需要与生物体内具有特定功能的生物大分子结合，这个生物大分子就是药物靶标。上游的MT2在气管平滑肌细胞上还必须有下游的"作用受体"——TG2。原来，针灸穴位的物理刺激正是引发了这对蛋白的结合，从而舒张气管、平喘止咳。

第四步，以沙丁鱼钓金枪鱼：金枪鱼，即针对哮喘靶标研发的化学合成创新药先导化合物TSG12。利用分子对接、虚拟筛选等技术，将下游蛋白TG2作为"鱼饵"，从6 000个候选化合物中，筛选出了这种可以特异性地与新靶标结合的分子化合物。

发现哮喘治疗新靶标——TG2，这将为研发哮喘治疗新药与有效控制哮喘，找到一条新的路径。2018年2月7日，杨永清作为第一共同通讯作者在顶级学术期刊《科学》（Science）子刊《科学—转化医学》（Science Translational Medicine）发表封面文章：Transgelin-2 as a therapeutic target for asthmatic pulmonary resistance（哮喘治疗新靶标肌动蛋白结合蛋白2的发现和生物学功能研究）。

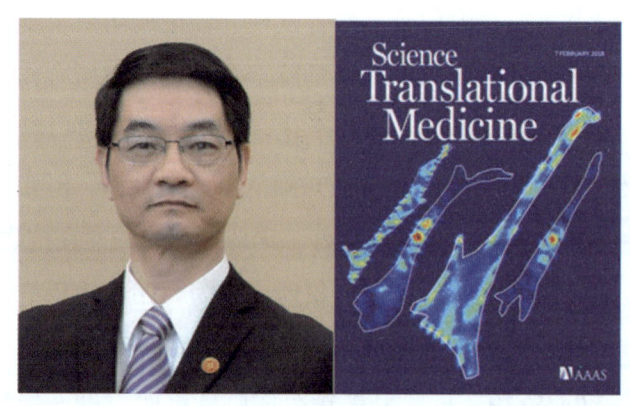

杨永清教授与学术期刊《科学—转化医学》
（Science Translational Medicine）封面

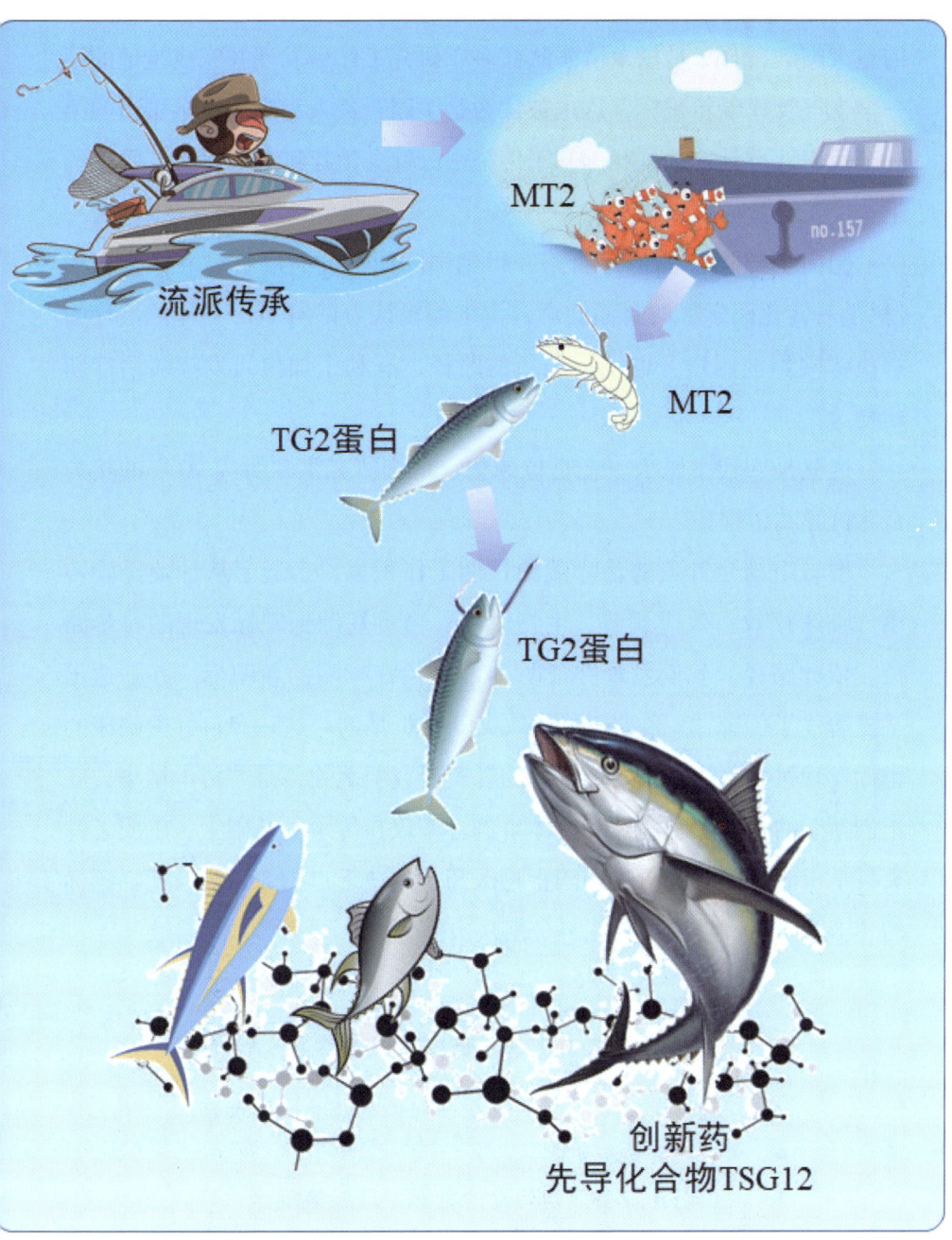

基于针灸疗法的治疗哮喘创新药研发"四步钓鱼策略"

三 来自国际医学同行的评价

这项最新的研究成果实际上是其在针灸治疗哮喘效应物质基础方面的重大突破，TG2是杨永清团队在多年研究工作后发现并完成验证的第一个支气管哮喘新靶标，这也被认为是中国针灸人为生命科学做出的第一个代表性贡献。这是我国基于传统中医针灸治疗哮喘的发现并验证的第一个支气管哮喘新靶标。

靶向TG2受体的治疗新路，得到国际同行的高度赞誉。作为当期《科学—转化医学》的封面文章，主审编辑认为靶向TG2受体的治疗为解决哮喘当前困境开辟了一条新的路径，有利于加快研发哮喘治疗新药物。

这就是四代中医人，上百位硕士、博士研究生，历经90年的接力奋斗抗哮喘历程！

项目组结合针灸防治哮喘的长期工作积累，走通了从针灸经验传承、临床疗效、效应调节、生物过程、物质基础到靶标发现的科学路径。依此路径，我们发现并证明TG2是治疗哮喘的新靶标，并筛选出了显著优于传统 β_2 激动剂的优效支气管扩张剂。这一源自针灸临床的靶标发现科学路径，是发现驱动的针灸研究新范式，是"传承精华，守正创新"的又一生动实践和具体事例，不仅在传承的基础上，阐明了针灸科学机制，同时为解决中国生物医药长期缺乏自主知识产权药物靶标的"卡脖子"问题，提供了针灸解决方案。

新靶标发现驱动的中医药研究新范式

- 厘清中医学中未加工事实与理性推演之间的关系。
- 阐明针灸效应机制。
- 创立以针灸治疗为基础的靶标发现新策略。
- 解决生物医药"卡脖子"问题。
- 推动我国生物医学实现创新突破。

人体是一个"天然药厂",

使用正确的非药物方法,

诸如针灸,

就可以激活这一人体内的"天然药厂",

达到防病、治病的目的。

第二章

经穴疗法新思路
——按下"天然小药厂"启动键

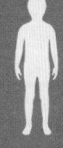

经穴疗法，这一源自中国古代、且传承两千余年的医疗方法，通过刺激特定穴位来调节气血，平衡阴阳，从而达到治疗疾病的目的。现代研究表明，穴位刺激能够通过影响神经、内分泌和免疫系统等途径，有效缓解哮喘症状。一条条遍布全身的经络，一个个功效各异的穴位，无异于人体天然"小药厂"的启动键，而能按下这个"开关"的人，以前是专业医师，现在也可以是被科学智慧赋能的普通人。

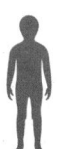

哮喘儿童常用穴位

核心穴 大椎

定 位 人体大椎穴位于后正中线上，第7颈椎棘突下凹陷中。

取穴技巧 引导儿童端坐或俯卧，暴露颈背部。沿后颈正中线向下触摸，触及明显骨性隆起（第7颈椎棘突），其下方凹陷处即为大椎穴。

核心穴 肺俞

定 位 人体肺俞穴位于背部，当第3胸椎棘突下，旁开1.5寸。

取穴技巧 用双手拇指沿两侧肩胛冈内侧缘滑行，当双拇指交会于脊柱处即为第四胸椎棘突（此为重要解剖标志）。由此向上推一个椎体即达第三胸椎，其棘突下凹陷旁开约两横指（1.5寸）处即为肺俞穴。

核心穴 风门

定 位 位于背部，当第2胸椎棘突下，旁开1.5寸。

取穴技巧 沿后正中线，先确定第7颈椎棘突（低头时颈部最突出、可活动的骨性标志）。从第7颈椎棘突向下推数两个椎体（即第2胸椎棘突），其下方凹陷处为基准点。

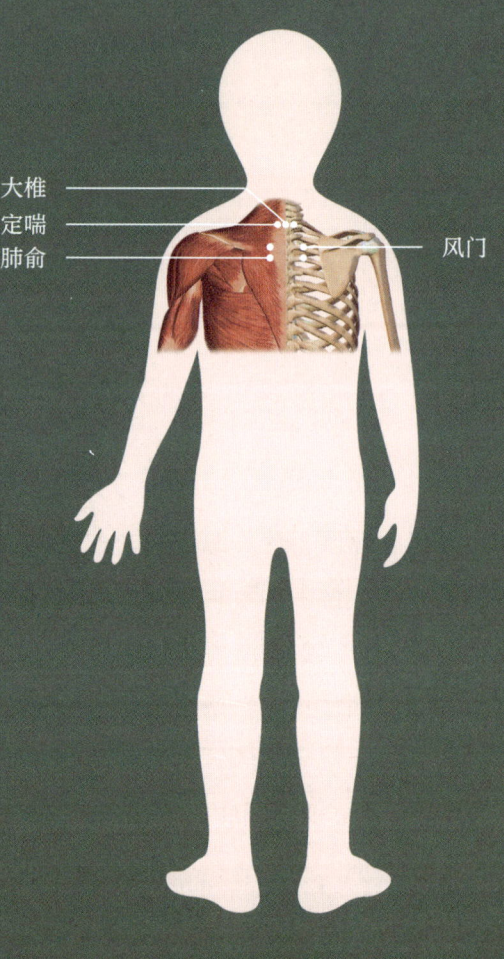

背 面

重要配穴 定喘

定 位 定喘穴位于背部，当第7颈椎棘突下，旁开0.5寸。

取穴技巧 儿童双臂交叉抱肩时，第7颈椎棘突更易触诊,旁开半横指即定喘穴。

尤擅缓解气道痉挛　孔最

定　位　位于前臂掌侧，当腕掌侧远端横纹上7寸，桡骨茎突的中央，肱桡肌的尺侧。

取穴技巧　让儿童握拳屈腕，可见肱桡肌肌腱隆起，穴位位于肌腱桡侧凹陷的敏感点。轻按穴位时，敏感儿童可能出现放射性酸胀感至拇指或咽喉部。

尤擅调理胃肠　天枢

定　位　位于腹部，横平脐中，前正中线旁开1.5寸。即肚脐两侧约两指宽的位置。

取穴技巧　取仰卧位，放松腹部肌肉，然后用手指轻轻按压肚脐左右两侧，寻找有酸胀感的位置，此处即为天枢穴。

重要配穴　尺泽

定　位　位于肘横纹中，肱二头肌腱的桡侧缘，当肘关节弯曲时，肘横纹的桡侧端。

取穴技巧　让儿童缓慢屈伸肘关节，可观察到肱二头肌腱的滑动，凹陷最明显处即为穴位。

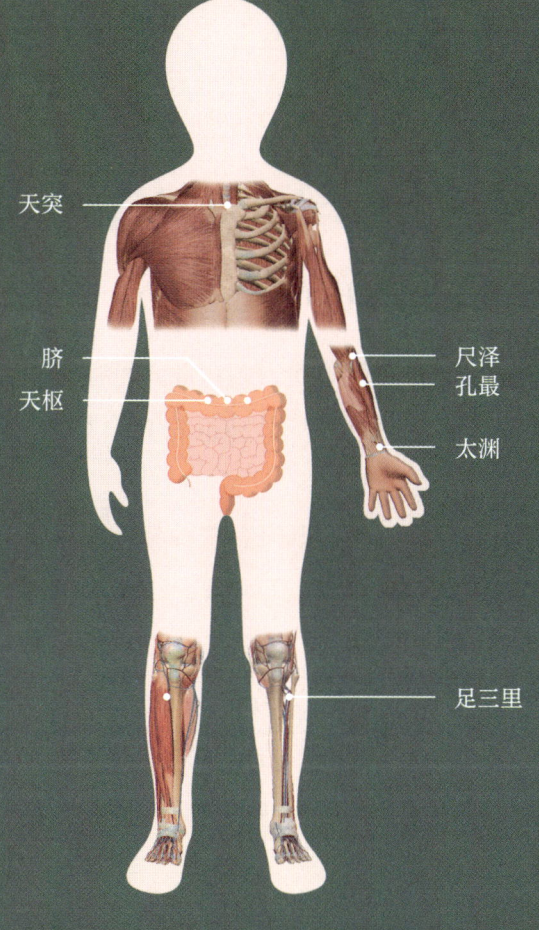

正　面

重要配穴　天突

定　位　位于颈部前侧，当前正中线上，喉结上方凹陷中，即胸骨上窝中央。

取穴技巧　沿颈部前正中线向下触诊，触及胸骨上端凹陷处。

重要配穴　足三里

定　位　位于小腿前外侧，当犊鼻穴下3寸，距胫骨前缘一横指（中指）。犊鼻穴位于膝盖凹陷处，即膝盖下方的外侧凹陷中。

取穴技巧　让儿童足尖上勾（背屈踝关节），可见胫骨前肌明显隆起，足三里穴位于该肌外侧凹陷处。

三维选穴，全方位调理"皮肤—肺—肠"体系

一 维度一：直调肺气

中国著名针灸流派邵氏针灸"三穴五针"法，以肺俞、大椎、风门三个穴位为主是治疗哮喘的主要穴位。在此基础上，配合天突穴、尺泽穴、孔最穴，直调肺脏功能，平喘。

二 维度二：表里联动，通腑泻浊

足三里穴（胃经下合穴）：胃与大肠同属阳明，刺激此穴可通降腑气。研究发现，刺激足三里能调节肠道菌群，降低肺组织 IL-13 水平（哮喘关键炎症因子）。

孔最穴（肺经郄穴）：肺经气血深聚之处，既可急疏肺气壅滞，又通过"肺经别络入走大肠"间接通腑。

尺泽穴（肺经合穴）：尺泽穴与孔最穴形成"郄—合"配穴，前者深调肺络，后者通降肺气，二者协同可增强肺与大肠表里关系的调节。

刺激肺经（孔最穴、尺泽穴）可调节大肠经气血，因肺经与大肠经通过络脉在食指端（商阳穴）交接。

三 维度三：枢转气机

大椎穴（督脉）：为"诸阳之会"，振奋阳气以驱表邪。现代研究证实刺激该穴可调节 IgE 水平，抑制肥大细胞脱颗粒。

风门穴（膀胱经）：外邪侵袭之门户，艾灸可固卫气，阻断"外邪犯肺—大肠积热—肺气上逆"的恶性循环。

定喘穴（经外奇穴）：位于督脉与膀胱经之间，协调表里经气，如"枢纽"般平衡肺与大肠气机。

"三穴五针"法治哮喘
——让医生按下"小药厂"的启动键

"三穴五针"法源自邵氏针灸流派，是治疗哮喘的有效方法，目前已经成为国家中医药管理局适宜推广技术在全国推广应用。家长们可就近带患儿接受治疗。

【哮喘治则】疏风散寒、宣肺调气、降逆平喘。

【主穴】肺俞、大椎、风门。三穴位置集中于背部，共针刺五针，因此叫"三穴五针"法。

【随证加减】外感配合谷。咳嗽胸闷配中府、太渊、尺泽。痰多气逆配天突、膻中、中脘、丰隆。虚喘配肾俞、关元、气海、足三里。外感诱发哮病配合谷；咳甚者配尺泽、太渊；脾虚痰多者配中脘、足三里；肾虚者配肾俞、关元、太溪；心悸者配厥阴俞、心俞，并注意与肾俞、关元、太溪交替选用；痰壅气逆者配天突、膻中；阴虚，口舌干燥者配鱼际。

【疗程】哮喘治疗，分发作期与缓解期。哮喘发作期：每日治疗一次。缓解期：每两日一次，10次/疗程。为了巩固疗效，休息1周，再接下一疗程。连续治疗2个疗程为1个治疗周期。每年分别于春季、夏季三伏时节、秋冬时节各治疗1个周期。连续治疗3~5年治疗效果可以得到长期巩固。

【注意事项】以短针直刺为特色，不同于一般斜刺手法。注意防止针刺过深导致气胸。儿童患者更要浅刺，不做提插手法。**只有针灸医师才具有针刺治疗的资格，患儿家长切不可自行针刺！**

【特别推荐】上海市针灸经络研究所医疗门诊部、河南中医药大学第三附属医院针灸推拿门诊。

亲子自助经穴疗法——轻松开动"小药厂"

一 拔罐

拔罐适用于体质偏寒的患儿,如在冬季或气温较低时,哮喘症状加重的情况。对于慢性迁延期和缓解期的一部分虚寒证的患儿适用。

穴位选择

和针刺治疗一样,在对哮喘患儿进行拔罐治疗时,主要选取的穴位是肺俞、大椎和风门。如前所述,根据患儿的具体症状,可以配合其他相应的穴位,例如咳嗽较重时配合尺泽和太渊穴,痰多时配合足三里和中脘穴,痰壅气逆时配合天突和膻中穴,心悸时配合心俞和内关穴。

拔罐器选择

居家亲子拔罐,通常是选择温度适宜的条件,利用空气负压原理使罐子吸附在皮肤上,造成皮肤充血、瘀血,以达到刺激穴位的目的。罐子的种类有多种,包括竹罐、陶罐、玻璃罐、橡胶罐等,家庭中常用的是抽气罐,使用方便且安全。

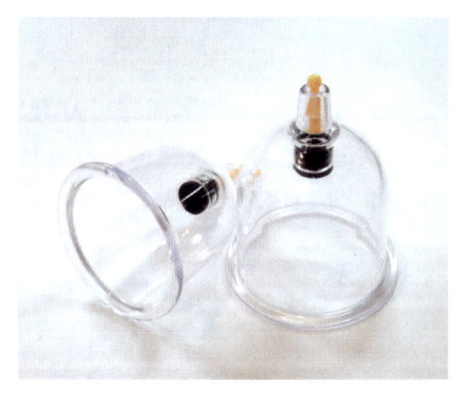

抽气罐

操作步骤

- 在选定的穴位上涂抹适量的介质,如万花油。
- 使用抽真空罐将空气抽出,使罐吸附在皮肤上。
- 控制留罐时间,一般5~10分钟为宜。时间过长可诱发水疱。

注意事项

- 可根据患儿的年龄、皮肤情况和具体症状进行适当调整，避免过长时间导致皮肤损伤。
- 拔罐后应避免立即洗澡，因为此时皮肤处于一种被伤害的状态下，非常脆弱，容易受凉或导致皮肤破损、发炎。
- 拔罐后皮肤出现潮红、瘀血等属于正常现象，不要过度揉擦，以免皮肤破损而感染。
- 拔罐后皮肤可能会有瘙痒感，这是正常现象，不要让孩子乱抓。

三 推拿

推拿适用于所有哮喘慢性持续期的患儿。

穴位选择

根据患儿的哮喘类型（如风寒型、风热型、痰湿型、肺虚型等）选择相应的穴位。

- 风寒与风热型哮喘，可重点推拿大椎穴。
- 痰湿型，可重点推拿足三里穴、天枢穴。
- 肺虚型，可重点推拿肺俞穴、足三里穴。

推拿手法

推拿手法的选择应根据患儿的具体情况和承受能力来定。常用的手法包括指压、揉法、推法、拿法等。手法应由轻到重，逐渐增加力度，避免造成疼痛或不适。每个穴位操作时间一般为 1~3 分钟。

- **指压法**：用手指在穴位上由轻到重，由重到轻，反复 10 次左右。
- **揉法**：用手指或手掌在穴位上做旋转或来回揉动。
- **推法**：用手指或手掌沿一定方向推动。
- **拿法**：用手指捏拿肌肤或经络。

注意事项

- 观察患儿的反应，如有不适应立即停止。
- 如果患儿有皮肤损伤或感染，应避免在受影响的区域进行推拿。
- 推拿后，给患儿足够的时间休息，帮助身体恢复和调整。

三 刮痧

刮痧主要针对非急性发作期的哮喘患儿，尤其是体质偏寒、免疫力低下的患儿。

选取穴位

发作期可选大椎、风门、肺俞、定喘、天突、膻中、中府及前胸、尺泽、曲池、列缺，以及前臂内侧。

缓解期可选定喘、风门、肺俞、脾俞、肾俞、志室及腰部、太渊，以及前臂内侧、足三里。

刮痧前的准备

- 选择一个空气流通清新、温度适宜的环境。
- 准备刮痧工具，如刮痧板或硅胶吸痧罐（6岁以下儿童皮肤较稚嫩，宜选用硅胶吸痧罐）。
- 准备介质，如清水、刮痧油、植物油等，先在皮肤表面涂抹刮痧油。

操作步骤

- 根据患儿的病情，选择相应的穴位进行刮拭。
- 使用刮痧板以45°~90°的倾斜度，由上而下，由内而外，力度适中，沿单一方向反复刮拭。
- 对于实证，使用泻法，即刮痧按压力大、速度快、刺激时间短。

- 对于虚证，采取补法，即刮痧按压力小、速度慢、刺激时间长。
- 刮拭次数根据患儿年龄、体质、病情而定，一般每一个部位刮拭 20 ~ 30 下。

注意事项

- 刮痧工具和施术者的双手要消毒，防止交叉感染。
- 刮痧前须检查工具有无缺损、毛刺，以免刮伤皮肤。
- 勿在患儿过饥、过饱及过度紧张的情况下进行。
- 刮痧后注意保暖，3 小时内不可洗澡，避免受凉。

四 艾灸

艾灸能辅助改善哮喘症状，特别对体质偏寒、免疫力低下的患儿有效。适用于寒性哮喘的患儿，表现为恶寒、舌质淡等症状，以及慢性迁延期和缓解期的一部分虚寒证的患儿。

穴位选择

常用的穴位包括天突穴、大椎穴和定喘穴。

艾灸器具选择

可以选择艾条、艾绒或者艾灸盒进行艾灸。艾条方便使用，适合家庭操作；艾绒适合间接灸，需要配合姜片等使用。

操作步骤

- 保持室内适宜的温度，避免孩子着凉。
- 将点燃的艾条在距离穴位皮肤表面 2 ~ 3 厘米的高度进行温和加热，时间控制在 5 ~ 10 分钟，直到皮肤微微发红。

注意事项

- 艾灸时要注意艾条的高度，避免烫伤皮肤。
- 艾灸过程中应及时清理烟灰。
- 如果孩子对艾烟过敏则禁用。
- 艾灸后不要立即洗澡，避免受凉。

五 穴位敷贴

穴位敷贴治疗主要适用于哮喘慢性持续期的患儿，尤其是那些需要缓解期治疗的患儿。穴位贴敷遵循春夏养阳的中医理论，治疗时间多选在三伏天，通过敷以辛温芳香之中药，达到温阳益气、止咳化痰的效果，从而减少哮喘的复发。

敷贴药物的选择

敷贴药物可以是新鲜的生药、粉末、糊剂、饼剂、丸剂、膏剂等不同剂型。

穴位选取

常用的穴位包括肺俞、定喘、膈俞、膻中、天突等，这些穴位有助于调节肺气、增强脏腑功能。

操作步骤

- 在选定的穴位上敷以中药贴敷物，如白芥子、延胡索、甘遂、细辛和冰片组成的贴膏。
- 贴敷时间一般为 2~5 小时，根据患儿的年龄和承受能力适当调整，越小的儿童时间越短，14 岁以上青少年可适当延长，但不宜超过 5 小时。
- 治疗周期通常为一年，观察一年后的效果。

▶ 注意事项

- 确保所选穴位准确,操作前应由专业中医师进行指导。
- 如出现红点、红斑等轻微反应,通常无需处理;但若出现过敏、刺痒、灼热等症状,应减少贴敷时间或提前取下,如起水疱,请医生处理。如有不适应立即停止。
- 敷贴期间避免剧烈运动和风扇、空调直吹,饮食宜清淡,避免生冷辛辣食物。

六 海盐热奄包

海盐热奄包是一种通过热敷疗法改善哮喘症状的传统中医疗法,尤其适合居家父母为儿童使用。

▶ 热奄包的制作

准备 500 克粗海盐,装入透气的纯棉布袋中,布袋大小以能覆盖目标穴位为宜(约 15×20 厘米)。

▶ 海盐的选择

推荐选用粗海盐,因其颗粒较大,热容量高,保温性强,能持续释放热量。避免使用细盐或食用盐,因其颗粒小,保温性差,容易冷却。

▶ 加热方式

- **干炒加热**:将粗盐放入铁锅,中火干炒 5~8 分钟,至盐粒微微发黄、温度 40~50℃时,装入布袋。
- **电加热**:使用市售电加热热奄包,设定温度在 40~50℃,避免过热。
- **微波炉加热**:稍打湿药包,微波炉高火 1.5~2 分钟。

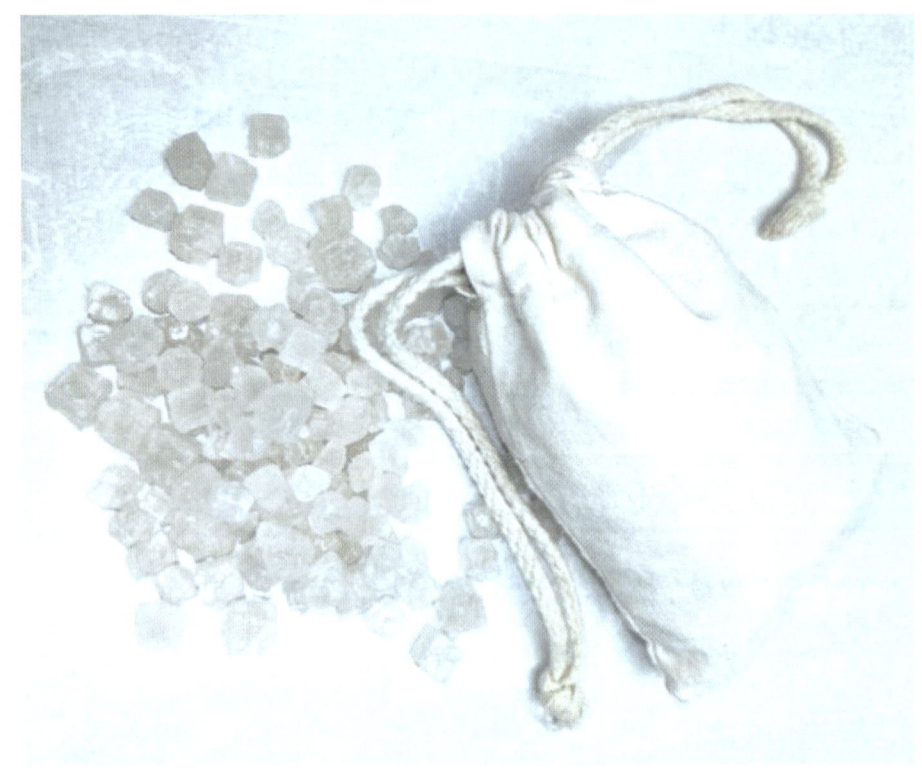

海盐包

穴位的选择

常用穴位包括大椎、风门、肺俞、定喘、膻中、足三里等。

操作步骤

按上述方法加热粗盐，装入布袋后检查温度，确保手感温热但不烫手。

- 背部：让患儿俯卧，将热奄包敷于大椎穴、风门穴、肺俞穴和定喘穴，每次热敷 10~15 分钟。
- 胸部：让患儿仰卧，将热奄包敷于膻中穴，每次热敷 10~15 分钟。
- 腿部：将热奄包敷于足三里穴，每次热敷 10~15 分钟。
  每日 1~2 次，建议在睡前进行，有助于改善睡眠质量。

▶ 观察反应

热敷过程中注意观察患儿皮肤是否有红肿、瘙痒等不适，若有异常应立即停止使用。

▶ 注意事项

温度控制：热奄包温度不宜过高，避免烫伤儿童娇嫩皮肤。建议温度控制在 40～50℃，使用前可用手背试温。

皮肤保护：避免热奄包直接接触皮肤，可垫一层薄毛巾，防止局部皮肤过热或过敏。

禁忌人群：皮肤破损、过敏体质或高热患儿禁用。

热奄包的维护：热奄包内的粗盐可重复使用，但需定期更换，保持清洁。若盐粒变细，应及时更换新盐。

环境配合：热敷后避免吹风或接触冷水，防止寒气入侵。

家庭哮喘智能管理方案

一 边玩边治，快乐的亲子哮喘穴疗仪

儿童哮喘是一种身心疾病，所以孩子如果能在家里轻松、快乐地接受治疗，将极大地提高疗效。大健康时代的理念进步和技术支持，让这一理想正在成为现实。

本节以"儿童智能多模态哮喘穴疗仪"为例，介绍融合中医经穴理论、物联网技术、生物反馈机制，打造"精准定位—智能调节—趣味互动"三位一体的家庭健康管理终端。

▶ 核心技术模块

（1）智能穴位刺激系统

生物传感监测：实时检测穴位区皮温、电阻抗、血氧饱和度，动态

调整治疗参数（如哮喘发作期自动增强足三里刺激强度）。

（2）多模态治疗单元

整合经皮电刺激、心理暗示、视觉刺激、音乐疗法等多种干预手段。

模式	技术参数	作用机理
微电流脉冲	变频脉冲电流，依次强化刺激穴位	刺激穴位，理气平喘
语音	引导体会穴位刺激的感觉和机体反应	强化心理正向暗示作用
音乐	"商"调古筝曲	"商"调音乐对应肺脏，可调理肺气、平喘降逆
视觉同频疗法	灯光闪烁与电流脉冲同频	强化心理正向暗示作用

（3）智能反馈系统

气道功能评估：通过声波传感器分析呼吸音频率，建立 FEV1/FVC 的 AI 预测模型，评估疗效。

呼出气一氧化氮（FeNO）检测：FeNO 检测是一种无创气道炎症检测手段，通过测量患者呼出的气体中一氧化氮（NO）浓度来评估气道过敏性炎症情况。

智能耗材体系：节气限定艾灸贴（冬至加强版含肉桂精油）、穴位导电凝胶（含川贝、地龙的纳米缓释微粒）。

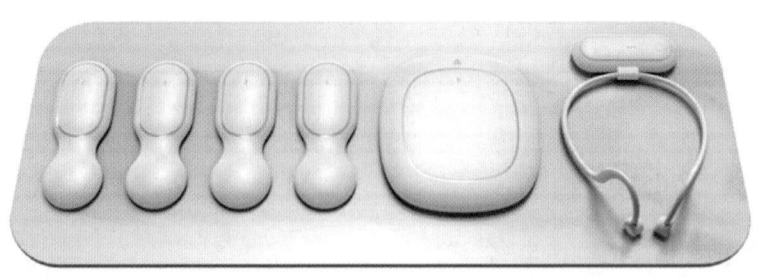

多模态哮喘穴疗仪（工程样机）

人机交互设计

（1）儿童友好界面

AR 穴位探险游戏：治疗时投射互动动画（如"小肺侠大战哮喘怪"），儿童保持正确体位可累积游戏积分。

智能语音助手：内置中医卡通角色"俞俞博士"，用故事讲解治疗原理（如"足三里是能量加油站"）。

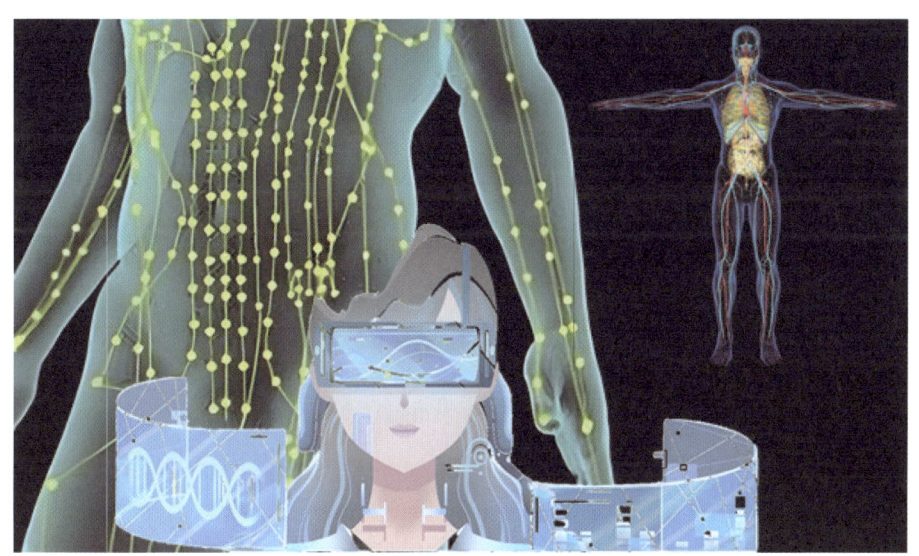

AR 穴位探险游戏

（2）家长管理终端

手机 App 智能互联：自动生成"肺—肠健康指数"周报；推送食疗方案（如发作期推荐杏仁川贝粥）；预警系统：呼吸频率＞30 次/分钟时提醒雾化干预。

二、AI 赋能的儿童哮喘智能防治生态

AI 全程深度参与，以多模态哮喘诊疗系统为数据入口，在行业大模型的数据支持下，深度融合中医整体观与现代精准医学，实现"预防—治疗—康复"全周期管理，形成哮喘儿童的个性化防治生态。

现在，AI 已经融入医疗。建立融合中医整体观与精准医学的儿童哮喘 AI 防治体系不是梦想。以哮喘患者和数字孪生人为中心，这一体系的系统框架包括四部分：数据层（多模态采集）→分析层（大模型+知识图谱）→应用层（全周期管理）→生态层（医—患—药—险—物联动）。

哮喘儿童数字孪生人——为哮喘儿童定制的"数字守护者"

> 在儿童呼吸科诊室里，6 岁小明的妈妈正焦虑地翻着治疗手册——孩子反复发作的哮喘犹如一颗不定时炸弹，雾化用药、日常环境监测、过敏原排查……传统管理方式如同盲人摸象，家长们在碎片化信息中艰难摸索。而今，一项名为"哮喘儿童数字孪生人"的医疗 AI 技术，正在重塑儿童哮喘管理模式。

我们已经迈入 AI 加持下的数字化时代。数字孪生人正开启精准健康管理模式。通过多模态数据融合与 AI 建模技术，构建与现实世界人体 1∶1 映射、健康与疾病动态同步、预测推演的虚拟实体，从而可以实现医学知识普及、个体健康状态实时镜像、自助调养可视化教学与指导、治疗方案虚拟试错、疾病风险时空推演等功能。

（1）数字镜像：在虚拟世界复刻生命体征

构建数字孪生人，数据采集是基础。通过"可穿戴设备—智能家具—医疗设备"三位一体的多模态数据实时采集，系统为每个患儿构建 1∶1 的数字孪生人。这个"虚拟分身"不仅能动态呈现哮喘儿童支气管收缩程度、气道炎症水平等医学指标，还能同步反映周边环境温湿度、PM2.5 浓度等多项环境影响因素，以及日常运动能力、身体状态、生活方式等日常因素。这套系统可以大大提高对哮喘急性发作的预警准确率。

（2）实现四大核心功能，重构健康管理模式

有了"数字孪生人"，就可以轻松实现以下四大功能。

- 实现立体化健康知识普及。理解疾病发病与治疗原理，不再依赖于晦涩的医学术语。例如，通过三维支气管模型动态演示过敏原触发机制，家长与患儿在 AR 界面中可直观看到尘螨如何引发气道痉挛。
- 实现家长与医生全天候健康监测患儿健康。当孩子运动后呼吸频率加快，家长手机端的数字分身会同步显示支气管平滑肌收缩动画，并智能评估是否需调整用药或增加饮食调养。
- 实现沉浸式治疗预演。在虚拟环境中模拟不同治疗方案，比如对比吸入激素与生物制剂的起效过程，帮助家长理解个体化治疗选择。
- 实现时空风险预警。结合气象台数据和以前哮喘发作记录，这个"数字孪生人"系统可提前 48 小时预警，如："明日花粉浓度升高至每立方米 150 粒，建议减少户外活动时长 40%。"

（3）从治病到"治未病"的跨越

这项技术的突破性在于将被动治疗转为主动防御。使用数字孪生系统，可以实现患儿年急诊就诊率大幅度下降，家长对治疗的依从性得到提升。并且，系统通过机器学习建立的"虚拟试错"模块，能预测试用新药时可能出现的多种不良反应，极大缩短传统临床观察期。

未来，随着柔性电子皮肤、微型生物传感器的发展，数字孪生人将实现细胞级精度的健康映射。"数字孪生 + 物联网"的模式，正在创造全天候、全场景的健康防护网。或许在不久的将来，每位慢性病患儿都能拥有自己的 AI 健康管家，让疾病管理变得像查看天气预报般直观可靠。这不仅是技术的进步，更是对儿童健康的科技守护。

儿童哮喘多模态数据采集

前面我们提到，构建数字孪生人，多模态数据实时采集是基础。

首先，梳理需要采集的数据清单，构建数据采集矩阵，为建立数字孪生人提供素材。

数据是要依靠设备来采集的，因此要配备以下智能硬件矩阵，实现数据多维度采集。

- **可穿戴设备**：如哮喘预警手环（呼吸音监测+穴位电导检测）。
- **环境监测终端**：如智能雾化器（用药记录+空气净化）。
- **中医诊断机器人**：如四诊合参集成设备。
- **智能家具**：如智能四诊镜。

多模态数据的四个维度

维度	现代医学数据项	中医数据项
临床特征	肺功能、FeNO、过敏原检测	舌象脉象、体质辨识
环境暴露	PM2.5监测、气象数据、日常生活有害气体监测	六淫致病因子分析
生物标志物	基因测序、炎症因子谱	经络生物电信号
行为特征	用药依从性监测、运动传感器数据	情志评估问卷

儿童哮喘大模型构建

在 AI 赋能的儿童哮喘智能防治生态中，儿童哮喘大模型就是这套生态系统的知识库，包括以下层面。

（1）基础层

知识库的基础底座就是医学多模态大模型，融合临床指南+中医典籍+真实世界数据。这是跨时空的医学智慧熔炉，构建完整的呼吸疾病知识图谱，不仅融合了全球多个版本的哮喘诊疗指南、数万篇核心论文，更创新性地将《小儿药证直诀》《幼科发挥》等中医典籍数字化。通过知识蒸馏技术，系统地将中医经典理论与现代免疫学关联节点打通，形成覆盖"环境—基因—免疫—证候"的多模态认知框架。同时接入多家医院的真实诊疗数据，使模型能理解现代生活下儿童特有的致病因素。

（2）专业层

在基础层的上面是核心部分——儿童哮喘垂直模型，纳入临床指南与中医儿科流派经验。针对患儿病情，模型能同时给出西医的支气管舒张建议和中医的调养方案。

（3）动态进化

在联邦学习框架下，多中心协同训练，形成时间与地域的协同防治体系。这个持续进化的大模型将融合更多元的诊疗智慧。未来，当家长扫描中药方剂时，AR界面不仅能显示中药化学成分分析，还会浮现数字模型模拟的药物起效过程——这或许就是传统医学智慧与人工智能的完美共生。

我们可以设想这样一个场景：在上海某医联体实践中，通过分析近5年来雾霾天气与急诊量的时空关系，自主发现了"PM2.5浓度超过75微克/立方米，且持续3天时，5~7岁患儿急性发作风险骤增3.2倍"的规律，并提前部署预防措施。这种"数据喂养—模型进化—临床验证"的闭环体系，正在创造越用越聪明的AI诊疗系统。

哮喘儿童全周期管理路径

哮喘是一种慢性疾病，短则发病几年，长则延续终身。因此我们要知晓，哮喘的预防与治疗，并非一时一事就能解决，而是要坚持贯穿哮喘的全周期，这是哮喘防治的关键。尤其是儿童哮喘，更要精心调养，抓住青春期发育的有限时间，将身体状态调整好。

（1）预防阶段

环境暴露热力图：结合GIS的过敏原时空分布预测。

中医"治未病"模块：节气养生建议生成（基于五运六气理论）、穴位疗法建议生成、药食同源调养建议生成。

（2）急性期管理

分级预警系统：呼吸音模式识别（CNN）+脉象突变检测。

中西医协同处置：西药急救方案+穴位刺激，建议实时匹配。

（3）稳定期管理

西医方案：根据指南阶梯用药。

中医方案：个性化膏方、针灸治疗方案。

（4）康复阶段

数字疗法系统：呼吸训练 VR 游戏（融入八段锦动作）。

膳食推荐引擎：基于药食同源理论的智能食谱生成。

穴位疗法推荐：家庭日常穴位疗法调养方案推荐。

▶ **构建 AI 赋能的生态闭环**

构建 AI 赋能的儿童哮喘智能防治生态，形成哮喘的闭环管理。通过深度结合中医"天人相应""整体观"与 AI 的时空数据分析能力，在儿童哮喘防治领域开创全新范式。

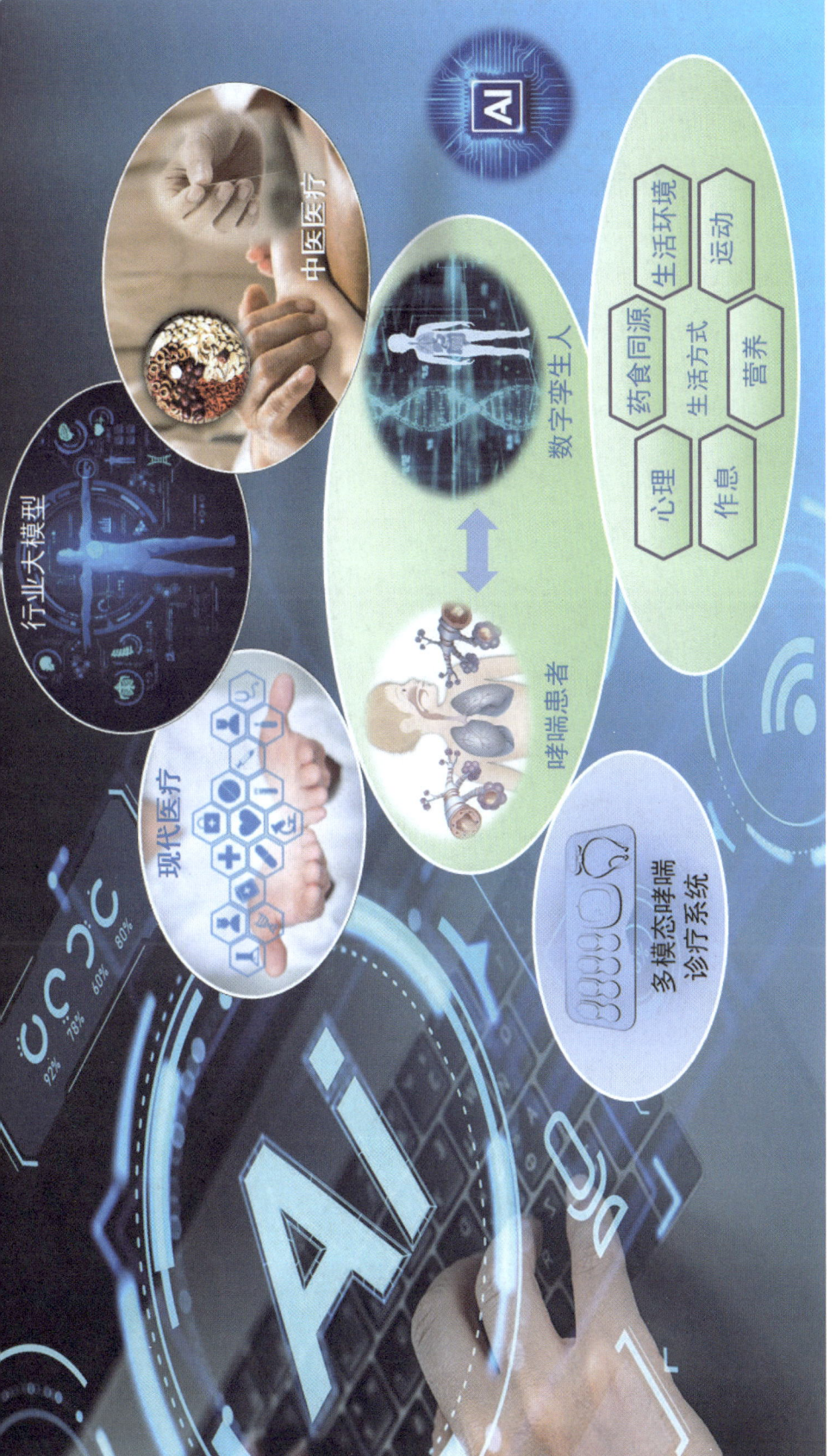

第三章

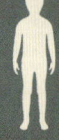

智慧食疗新主张
——为"小药厂"运送原料

食疗，即通过调整饮食来达到治疗和预防疾病的目的，是一种温和且易于接受的治疗方法。将中医药食同源理论与现代营养学相结合，合理的饮食不仅能为儿童提供生长发育所需的营养，还能够通过特定的食材和饮食模式来调节身体的炎症反应，减少哮喘的发作频率。相对于经穴疗法，食疗是普通家庭更有基础、更有兴趣、更有能力实践的领域。所以，我们大力推荐哮喘儿童的家长努力提升知识和操作水平，为孩子的人体"小药厂"提供丰富可口的原料。

本章介绍的创新型食谱，部分可以家庭操作，部分尚在研发阶段，未来有望实现产业化。本书的读者如有能力，完全可以自己尝试，成为中国式大健康的先行者。

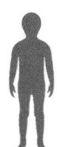

食物竟然可以促进或抑制炎症

一、认识膳食炎症指数（DII）

食物可以促进炎症或抑制炎症。那如何评判呢？科学家发明了一把尺子——膳食炎症指数（DII）。DII 是一种标准化工具，通过分析营养素、生物活性化合物和食物成分来量化饮食的炎症潜力。

> **炎症标志物**
>
> 有 6 种分子是炎症标志物：C-反应蛋白、IL-6、TNF-α、IL-1β、IL-10 和 IL-4。
>
> - DII 分值 +1：能显著提高 CRP、IL-6、TNF-α、IL-1β 水平；降低 IL-10 和 IL-4 水平。DII 分值 -1：能显著降低 CRP、IL-6、TNF-α、IL-1β 水平；提高 IL-10 和 IL-4 水平。如果摄入成分没有使以上 6 种炎症标志物发生变化，则 DII 为 0 分。
> - DII 正值代表膳食有促炎倾向。高 DII 即为促炎饮食。
> - DII 负值代表膳食有抗炎倾向。低 DII 即为抗炎饮食。

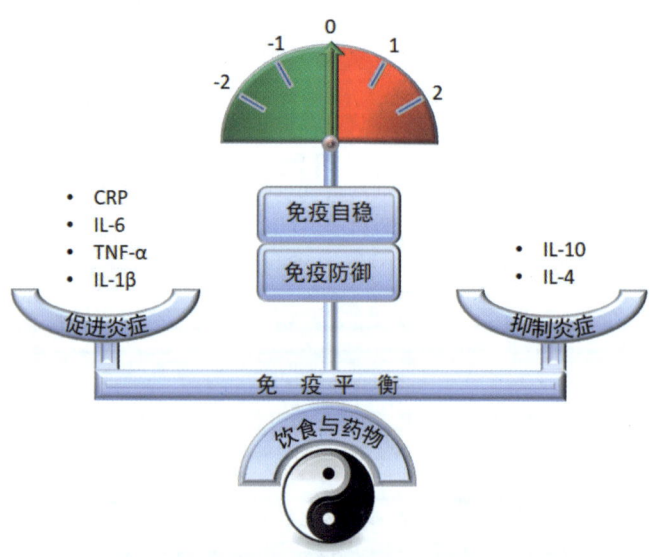

6 种炎症标志物与机体平衡

二 认识促炎食物和抗炎食物

以下是常见食物类别的 DII 参考值范围及排序。

需要注意的是，DII 是整体膳食模式的综合评价，单独食物的 DII 值需结合摄入量、食物组合及烹饪方式综合衡量。

常见膳食 DII 分级

促炎抗炎级别	食物类别	典型 DII 范围	代表食物	促炎机制
高促炎食物（DII>1.5）	加工肉类	3.2 ~ 4.1	培根、香肠、腊肉	亚硝酸盐、饱和脂肪酸
	含糖饮料	2.8 ~ 3.5	碳酸饮料、含糖果汁	果葡糖浆、AGEs 生成
	精制谷物	1.9 ~ 2.6	白面包、蛋糕、饼干	高 GI、低纤维
	高温油炸食品	2.1 ~ 3.0	薯条、炸鸡、油条	反式脂肪酸、丙烯酰胺
	过量酒精	1.5 ~ 2.8	烈酒、啤酒（>2 杯/天）	氧化应激、肠道屏障破坏
中度促炎食物（DII 0.5 ~ 1.4）	未加工红肉	0.8 ~ 1.2	牛肉、猪肉	过量血红素铁促炎
	普通乳制品	0.6 ~ 1.0	全脂牛奶、普通奶酪	饱和脂肪酸含量高
	普通食用油	0.7 ~ 1.1	棕榈油、大豆油	Ω-6/Ω-3 比例失衡
低/抗炎食物（DII<0）	深海鱼类	-2.5 ~ -1.8	三文鱼、鲭鱼、沙丁鱼	EPA/DHA（Ω-3 脂肪酸）
	深色蔬菜	-2.2 ~ -1.5	羽衣甘蓝、菠菜、西蓝花	槲皮素、萝卜硫素

（续表）

促炎抗炎级别	食物类别	典型 DII 范围	代表食物	促炎机制
低/抗炎食物 （DII<0）	浆果类	−1.9 ~ −1.3	蓝莓、黑莓、树莓	花青素、维生素 C
	全谷物	−1.5 ~ −0.9	燕麦、藜麦、糙米	β-葡聚糖、膳食纤维
	坚果种子	−1.6 ~ −1.0	亚麻籽、核桃、奇亚籽	α-亚麻酸、镁
	香料	−3.0 ~ −2.0	姜黄、生姜、肉桂	姜黄素、姜辣素

可见，"促炎饮食"多为甜食、高脂食物、油炸食物、精制碳水食物、加工肉类等。这些食品中过多的反式脂肪酸、饱和脂肪酸、胆固醇、维生素 B_{12}、糖、蛋白质、铁，有着促炎潜力。

而"抗炎饮食"多为新鲜果蔬、杂粮杂豆、坚果、水产品、香辛料等。这些食物中的抑炎成分包括维生素、植物抗氧化物质（花青素、黄酮、异黄酮、酚类、β-胡萝卜素等）、膳食纤维、金属元素（锌、硒）、多不饱和脂肪酸（尤其是 Ω-3 脂肪酸）等。

"抗炎食物"可大体分为 6 类，包括：

- **富含 Ω-3 脂肪酸的食物**：如三文鱼、亚麻籽油、海藻油、葡萄籽油、菜籽油、坚果、杏仁等。
- **蔬菜类（尤其是十字花科蔬菜）**：如羽衣甘蓝、卷心菜、西蓝花等。
- **水果类（尤其是浆果类）**：如蔓越莓、草莓、蓝莓、葡萄等。
- **富含膳食纤维的食物**：如全谷物、豆类。
- **富含多酚、黄酮的食物**：如绿茶、大豆等。
- **香辛料**：如姜黄、生姜、肉桂、肉蔻、鼠尾草及大蒜等。

三 三大抗炎营养素

长期摄入 DII 评分较高的饮食与系统性炎症密切相关,而系统性炎症是促进过敏性疾病的独立因素。DII 评分每升高 1 分,过敏性疾病风险增加 12%。炎症是哮喘发展的关键因素,饮食显著影响炎症反应。通过饮食调整降低 DII,可能有助于降低哮喘发病风险。当哮喘患者持续高 DII 饮食时,相当于在体内制造"慢性低热"状态。这意味着哮喘人群宜选择抗炎饮食,远离促炎饮食。

> **单日饮食总 DII 建议**
> - 优先选择 DII < -1.0 的食物作为膳食基础(占每日摄入量 60% 以上)。
> - 避免 DII > 2.0 的食物组合(如培根汉堡 + 薯条 + 可乐的组合 DII 可高达 5.3)。
> - 烹饪优化:用蒸煮替代油炸,添加姜黄/黑胡椒可将炒菜的 DII 降低 0.8。
> - 单日饮食总 DII ≤ 1.0。

以下三大抗炎营养素是哮喘患者的"天然防护盾"。

Ω-3 脂肪酸:三文鱼、亚麻籽中的多不饱和脂肪酸可抑制白三烯(引发支气管收缩的关键介质)。每周食用 2 次深海鱼,可使哮喘发作频率降低 24%。

槲皮素:槲皮素是苹果皮、洋葱中的天然抗组胺成分,能稳定肥大细胞膜。每天 1 个带皮苹果可提供约 50 毫克槲皮素。

维生素 D+ 镁:维生素 D 调节免疫平衡,镁离子舒张支气管平滑肌。阳光照射不足时,可通过强化牛奶、坚果等来补充。

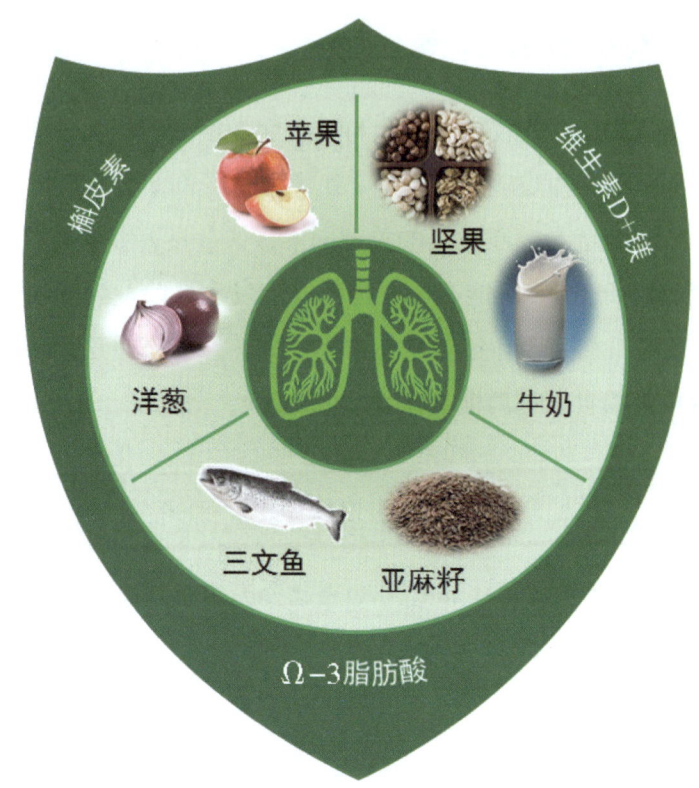

哮喘患者的"天然防护盾"

四 饮食影响肠道微生物

我们身体的免疫力跟全身的免疫系统有关，包括皮肤系统、呼吸系统、内分泌系统、血液系统等，它反映的是人体的一个总体健康状况，并不是靠某一种食物就可以提高的，它需要的是总体的营养均衡。

肠道微生物群在肠—肺轴调节中起关键作用，饮食可调节其组成和代谢产物。膳食纤维发酵产生的短链脂肪酸可塑造肺部免疫环境、调节过敏和炎症，高脂肪饮食可改变肠道微生物群、增加肠道通透性并引发炎症。哮喘儿童肠道中大肠杆菌丰度增加且与高蛋白饮食有关，这些发现表明饮食可通过影响肠道微生物群而影响哮喘进展，进一步解释了饮食与哮喘的复杂关系，提示可通过调节肠道微生物群来预防和治疗哮喘，为哮喘研究开辟新方向。

五 来自食物的哮喘诱因——过敏

常见过敏食物分别是：鸡蛋、牛奶/羊奶、大豆、小麦、花生、坚果、鱼类、贝类。在我国，引起严重全身性过敏反应的最常见食物为海鲜。

食物过敏的症状

食物过敏虽然很常见，但后果可能很严重。症状五花八门，有时很难准确地判断出某些情况是否为食物过敏。

常见的症状有：皮肤瘙痒、荨麻疹；腹泻、腹痛；打喷嚏、流鼻涕、咳嗽、喘息等。

> **一些令人惊奇的过敏情况**
>
> - 令人意外的是，运动也会诱发食物依赖性的全身性过敏反应。这种情况仅发生在先摄入某种致敏性食物，再在数小时内进行运动后。若摄入食物后没有运动，或进行了运动但并无相关性食物摄入，就不会出现过敏症状。
> - 有人可能会突然对一种食物产生过敏，即使已经吃了好几年，一直没有任何问题。

特别需要注意的是，有些过敏反应，在症状明显好转后可能出现复发。高达 20% 的全身性过敏反应有此现象，这一般发生在症状消退后的 1~4 小时内，不过也有长达七八小时后才发生的。

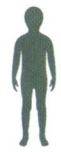

麸质过敏——爱吃面食人的烦恼

小麦是我国北方的主食，可做成馒头、面条等多种面食。然而，许多人还不知道，小麦是引起食物过敏的主要原因之一，更是诱发食物严重过敏反应的第一危险因素。在我国，小麦过敏在食物诱发的严重过敏反应中占比较高。

对小麦过敏，是因为人体对小麦中的蛋白质（如麸质等）产生异常反应，免疫系统将其视为外来入侵者，引发过敏反应。

为什么麸质会引发过敏？原来麸质中的醇溶谷蛋白才是引起人类过敏的主要元凶。我们人类对麸质的消化率和利用率很低，有些人吃了之后，免疫系统会攻击小肠黏膜，导致肠漏，让各种大分子进入血液，引发免疫系统攻击，最终导致免疫紊乱。

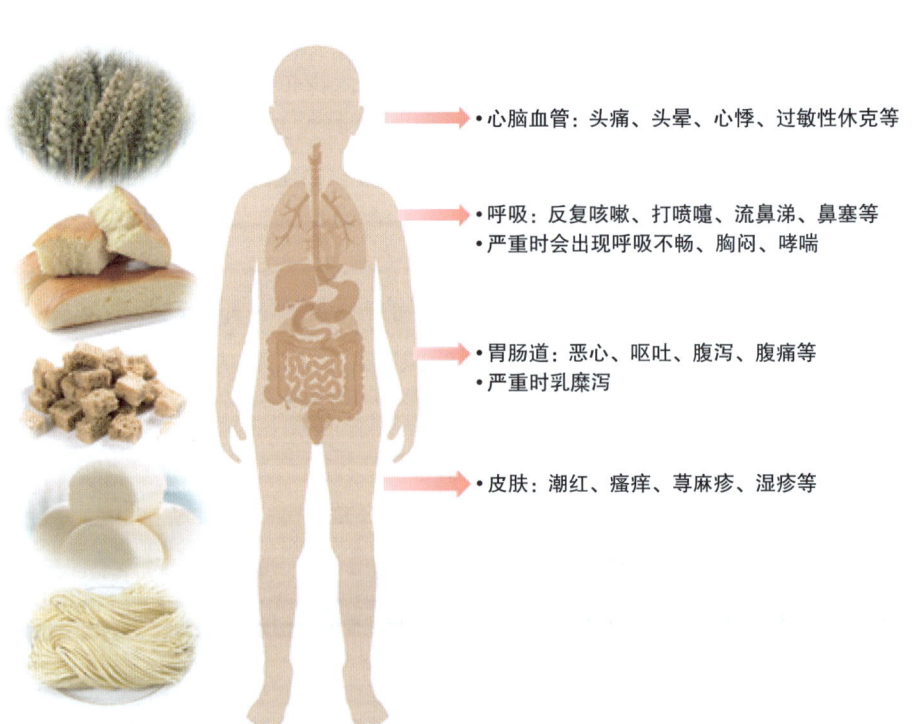

食用麸质类食品可能导致过敏的表现

> **谨慎食用含有麸质的食品**
> **（仅限于有明确麸质过敏的人群）**
>
> 麸质过敏的患者应避免食用麸质类食品，如小麦、黑麦、大麦、大豆制品、玉米淀粉、坚果、加工食品等可能含有麸质的食物。

六 药食同源中药——调节 DII 的天然利器

DII 与慢性呼吸道疾病、过敏性疾病密切相关。中医理论认为，过敏性疾病多与"湿热内蕴""痰瘀互结"相关，与 DII 倡导的"抗炎饮食"理念高度契合。我国《既是食品又是药品的物质名单》，为降低膳食炎症水平提供了天然解决方案。这些"药食同源"中药材，既能作为食材融入日常饮食，又具备明确的抗炎活性成分，是调节 DII 的"天然杠杆"。

> **科学警示**
> 药食同源中药材虽然安全，但原则上不推荐 3 岁以下儿童食用。

常见的药食同源中药（如枸杞、生姜、百合等）是调节 DII 的天然利器。这些既是药物又是食物的特殊存在，通过多靶点调控炎症反应，正展现出独特价值。

以下 4 类药食同源中药已被证实具有显著抗炎活性，可有效降低膳食 DII 评分：

- **清热类（如菊花、金银花）**：抑制 NF-κB 等促炎通路。

- 利湿类（如茯苓、薏苡仁）：通过调节肠道菌群降低内毒素血症。
- 化痰类（如陈皮、杏仁）：减少黏液蛋白 MUC5AC 过度分泌。
- 活血类（如山楂、玫瑰花）：改善微循环，抑制血小板聚集致炎。

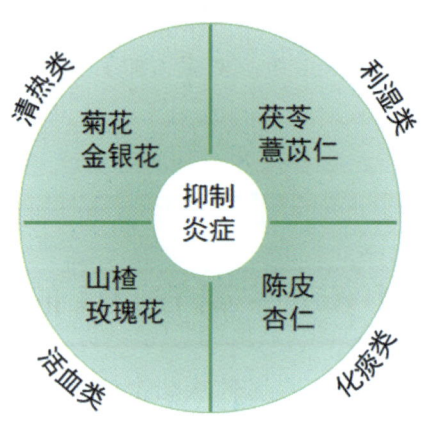

适用于哮喘的抑炎中药

七 构建"药食同源抗炎餐盘"

黄金搭配原则

- 早餐：燕麦粥 + 枸杞 5 克 + 奇亚籽（增加 Ω-3/Ω-6 平衡）。
- 午餐：清蒸鲈鱼 + 凉拌鲜百合（抑制组胺释放）。
- 晚餐：茯苓山药排骨汤（修复肠—肺轴屏障）。
- 加餐：菊花山楂饮（杭白菊 3 朵 + 山楂干 5 克煮水）。

膳食应用

- 抗炎茶饮：金银花 3 克 + 菊花 2 克 + 甘草 1 克，80℃水冲泡（避免高温破坏绿原酸）。替代含糖饮料，可使单日 DII 降低。
- 抗炎早餐：葛根粉 15 克 + 燕麦 30 克 + 枸杞 5 克，煮沸后加蜂蜜调味。替代精制碳水早餐，可使 DII 降低。
- 抗炎调味：火麻仁粉 5 克 + 亚麻籽粉 5 克，撒入酸奶或沙拉。替代部分红肉摄入，可使 DII 降低。

烹饪技巧

- 生姜切片后静置 15 分钟再烹调,可增加姜辣素转化率。
- 枸杞避免高温久煮,60℃温水冲泡保留活性成分。
- 茯苓与富含维生素 C 的食材(如彩椒)同食,促进多糖吸收。

需规避的"抗炎"误区

- × 蜂蜜腌渍中药(高糖增加 DII 评分)。
- × 油炸茯苓片(产生促炎有害物质)。
- × 过量服用菊花茶(每日超过 10 克可能抑制免疫功能)。

药膳配伍的"DII 加减法则"

- 减 DII,抑制促炎因子

经典组合:茯苓 15 克 + 薏苡仁 30 克 + 赤小豆 20 克,煮水加适量冰糖调味(四神汤简化版)。

研究证据:茯苓多糖下调 TNF-α,薏苡仁油酸抑制 IL-1β。连续食用 4 周,血清 IL-6 下降。

- 加 DII,警惕不当搭配

风险组合:人参鸡汤(人参 3 克 + 鸡肉 200 克)+ 油炸食品。

改良建议:人参皂苷 Rg1 可能激活 NF-κB,与油炸食物的促炎效应叠加。改用人参 3 克 + 鸭肉清炖,搭配鲜藕平衡。

八 未来方向——"个性化—精准"抗炎膳食方案

药食同源中药不是简单的"食物加药",而是通过调节整体 DII 实现"治未病"。建议哮喘患者每周至少纳入 3 种上述中药食材,在呼吸科医师和中医师指导下,结合炎症标志物监测,逐步构建个性化抗炎膳食模式。

将药食同源中药纳入 DII 管理体系,可实现"一减一加":减少促炎饮食负荷,增加抗炎成分摄入。例如,用菊花枸杞茶替代含糖饮料;每周 3 次茯苓薏苡仁粥替代精制主食。

最新研究显示,通过检测患者血清 IL-6、超敏 C 反应蛋白等炎症标志物水平，结合肠道菌群检测，可定制中药膳食方案。

- IL-6 偏高型：侧重菊花、金银花等清热类。
- Th2 优势型：增加百合、桑叶等调节免疫平衡。
- 肠漏症型：强化茯苓、山药等修复肠道屏障。

吃好、"拉"好，哮喘赶跑

饮食中有多种膳食因素可以影响哮喘及相关症状的发生。

哮喘不仅是呼吸道疾病，更是一场发生在细胞层面的"炎症风暴"。饮食中的营养成分通过调节免疫平衡、氧化应激和肠道菌群，悄然影响着哮喘的发生与发展。接下来我们将揭开食物中的"营养密码"，告诉您如何通过科学饮食为呼吸道筑起保护墙。

一　关键营养素——呼吸"燃料"

Ω-3 脂肪酸——炎症灭火器

作用机制：抑制促炎介质白三烯 B4 的生成，减少气道黏液分泌。

饮食建议：每周摄入 2 次以上富含 Ω-3 脂肪酸的鱼类（如三文鱼），可使儿童哮喘风险降低。

主要食物来源：鲭鱼、沙丁鱼、亚麻籽、核桃。

维生素 D——免疫调节师

双重作用：增强抗菌肽的分泌，降低呼吸道感染风险；抑制 Th2 细胞过度活化（过敏性哮喘的核心机制）。

临床数据：血清维生素 D < 30 纳克/毫升的哮喘患者，急性发作风险增加。

补充建议：白天晒太阳 15 分钟 + 摄入强化牛奶/蘑菇，必要时检测血清水平。

抗氧化剂——对抗氧化应激的消防队

维生素 C：柑橘类、彩椒（降低组胺水平，改善支气管高反应性）。
维生素 E：杏仁、葵花籽（保护气道上皮细胞膜）。
类黄酮：洋葱、蓝莓（苹果皮中的槲皮素可稳定肥大细胞）。
关键数据：每日摄入 ≥ 5 种果蔬的哮喘患者，FEV1（肺功能指标）提升 12%。

膳食纤维——肠道的按摩师、菌群的温床

膳食纤维主要分为可溶性纤维和不溶性纤维。可溶性纤维在水中溶解，形成凝胶状物质，存在于燕麦、豆类、苹果和柑橘类水果中。不溶性纤维则不溶于水，帮助食物通过消化系统，主要存在于全谷物、小麦糠、坚果和许多蔬菜中。

膳食纤维类型大不同，选对才能事半功倍。不是所有纤维都有同等护肺效果，两类纤维各显神通。

膳食纤维分类

	可溶性纤维	不可溶性纤维
特性	·溶于水形成凝胶 ·可被结肠细菌分解消化 ·增加肠道细菌数和粪便容积	·不溶于水 ·不可被结肠细菌分解消化 ·增加粪便容积 ·促进肠道蠕动，加快结肠传导
功能	发酵产生 SCFAs，抑制 Th2 炎症反应	促进排便，减少毒素在肠内滞留
成分	β-葡萄糖、果胶、树胶、部分半纤维素	纤维素、部分半纤维素、木质素
来源	米饭、精面（白馒头、面条、白面包）、燕麦、坚果、种子、香蕉	全麦、玉米、白菜、卷心菜、番茄、杂豆
建议	食物基础，空腹时先吃	空腹时别吃，经常吃，但谨慎吃

> **膳食纤维的黄金组合建议**
>
> 可溶性纤维与不可溶性纤维按 3∶2 比例搭配（如早餐吃燕麦粥 + 一把杏仁）。

膳食纤维不仅是"肠道清洁工"，更是哮喘患者的"隐形防护盾"，它通过一场精妙的"肠—肺对话"，改变着免疫系统的作战方式。富含膳食纤维的食物在儿童哮喘的管理和预防方面扮演着重要角色。

膳食纤维神奇变身为肠道里的"抗炎工厂"。当我们摄入膳食纤维后，它们会完整到达大肠，成为肠道菌群的专属"口粮"。这些微生物将纤维分解成短链脂肪酸——包括乙酸、丙酸和丁酸。这些看似普通的有机酸，实则是调控免疫系统的关键信使，维持肠道健康，并且对肺部免疫有积极影响，从而可能减轻过敏性气道炎症。

> **惊人发现**
>
> 每天多摄入 10 克膳食纤维（相当于 1 碗燕麦 +2 个梨），哮喘风险降低。

免疫系统的活跃过度会引起多种疾病。蔬菜和水果中的纤维能够帮助机体平息过于活跃的免疫系统。现在科学家们发现，富含纤维的膳食还可以改变骨髓中的免疫细胞生成，帮助机体抵御哮喘。当我们食用蔬菜和水果时，肠道内天然存在的细菌会帮助我们消化纤维。这些微生物能摄取"可溶"的纤维（例如苹果、梨、草莓、柑橘和洋葱中的果胶），将其发酵生成特定类型的脂肪酸。这些脂肪酸能够与免疫细胞相互作用，帮助其对炎症进行控制。高纤维膳食者的粪便和血液中，抗炎症脂肪酸的含量都很高。

肠道菌群失衡——哮喘发作的潜在推手

高糖低纤维的现代饮食,正在摧毁我们的"微生物盟友",导致肠道菌群失调。哮喘儿童肠道中产丁酸菌数量比健康儿童少40%,同时条件致病菌(如梭菌)增多,释放脂多糖引发全身炎症;产生硫化氢气体,损伤呼吸道黏膜。

> **救赎方案**
>
> 每日补充15~25克膳食纤维(相当于1碗杂粮饭+2种蔬菜+1份水果)。
> 食用发酵食品(酸奶、泡菜)增加益生菌。

哮喘儿童的饮食调理建议包括多吃富含纤维的食物,这有助于提供营养支持,同时避免过于油腻、辛辣、刺激性的食物。富含膳食纤维的食物,如全谷物、水果和蔬菜,对哮喘儿童具有积极的健康效益。

- **多吃全谷物**:将白米、白面包和其他精制谷物替换为全谷物,如糙米、全麦面包和燕麦。这些食物含有更多的纤维和营养物质。
- **增加水果和蔬菜的摄入**:每天至少摄入五种水果和蔬菜,选择种类丰富的蔬菜,如胡萝卜、花椰菜、西蓝花和菠菜,水果则可以选择苹果、梨、橙子和浆果类。
- **增加豆类和坚果**:豆类如黑豆、扁豆和鹰嘴豆都是极好的纤维来源。此外,坚果和种子,如杏仁、亚麻籽和奇亚籽,也富含纤维和健康脂肪。
- **选择高纤维零食**:用新鲜水果、蔬菜条、全谷物饼干或坚果作为零食,避免高糖高脂的加工食品。
- **逐步增加纤维摄入**:如果目前饮食中的纤维含量较低,应逐步增加摄入量,以避免引起腹胀或肠胃不适。同时,增加饮水量,帮助纤维在肠道中更好地发挥作用。

你的每一口饭菜都在重塑免疫系统。从今天开始，把膳食纤维当作"呼吸维生素"来对待。持续 3 个月的高纤维饮食，可使哮喘患者急救药物使用量大幅减少。

记住：健康的肠道，才是呼吸道最坚实的后盾。

看大便沉浮 察膳食纤维

可通过观察大便状态判断膳食纤维是否充足——理想状态应为成形、浮在水面（说明含足量纤维，可吸附气体）。

家长需要改变的饮食策略

▸ 注意高蛋白质食物、高脂肪食品

一些家长可能认为高蛋白质食物对儿童的健康成长非常重要，但忽视了部分哮喘儿童可能对某些高蛋白质食物如牛奶、鸡蛋等过敏，这些食物可能会诱发哮喘症状。应避免食用已知过敏原的食物，同时保证优质蛋白质的适量摄入，如鱼类和豆制品等。

高脂肪食品，尤其是含有大量饱和脂肪酸的食品，可能会加重哮喘患者的气道炎症。家长可能没有意识到过多摄入这类食品对哮喘控制的潜在影响。

饱和脂肪酸——激活炎症的开关

藏在食物中的饱和脂肪酸是"呼吸杀手"：通过 TLR4 受体激活 NF-κB 通路，促进 IL-6、TNF-α 释放。

危险用量：每日红肉摄入 > 120 克，哮喘住院风险增加 1.3 倍。

替代方案：用植物蛋白（豆腐、鹰嘴豆）替代 1/3 红肉。

◗ **减少快餐和饮料**

有些家长可能没有充分认识到快餐和高糖饮料对儿童健康的不良影响，包括增加哮喘的风险和加重哮喘症状。应减少这类食品的摄入，避免其对哮喘儿童的潜在危害。

植脂末、起酥油、反复使用的煎炸油中的反式脂肪酸，会升高低密度脂蛋白，诱发全身炎症；抑制 $\Omega-3$ 脂肪酸的抗炎作用。对抗方法是使用天然油烹饪。

◗ **改善饮食结构**

在西方饮食模式中，动物肉类占比多，而水果、蔬菜、谷物和豆类的占比少，这种饮食模式与哮喘的患病率持续上升有关。家长应该意识到植物性饮食，如地中海饮食，可以降低哮喘的风险，并改善哮喘儿童的肺功能。

◗ **增加膳食纤维的新配方**

膳食纤维丰富的食物，如全谷物，可以帮助调节肠道菌群，对哮喘儿童有益。家长可能没有充分重视膳食纤维在儿童饮食中的作用。

推荐一款以米糠为主料的"山药康糠饼干"。结合稻麸、山药粉、茯苓粉、姜黄粉以及山楂、杏仁的养生饼干配方，主打健脾祛湿、抗氧化，兼顾口感和营养平衡。以下配方清单约20块量，做法从略。

主料

- 熟化稻麸 60 克

  需提前采用干炒法方法熟化以祛除生涩：生稻麸平铺锅内，中火加热，不断翻炒至颜色由浅黄转为浅棕色（5~8分钟）。闻到类似坚果的焦香时关火，倒入大盘中摊开冷却，避免余温继续加热变焦。

- 山药粉 50 克（建议用低温烘焙山药粉）。

- 茯苓粉 30 克（可在药店购买，需确认可食用）。

- 低筋面粉/全麦粉 50 克（增加延展性）。
- 姜黄粉 1 克（颜色和风味适中）。

辅料：
- 山楂干 20 克（切碎，去核）。
- 杏仁片 30 克（部分保留整片装饰，部分切碎）。
- 椰子油/橄榄油 40 克。
- 蜂蜜/枫糖浆 40 克（糖尿病患者换成 10 克赤藓糖醇 +20 克水）。
- 鸡蛋 1 个（素食者用 30 克浓稠酸奶替代）。
- 泡打粉 3 克（可选，增加蓬松度）。
- 盐 2 克。

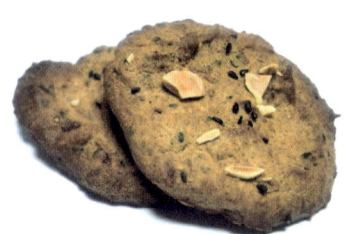

保持饮食清淡的技巧

哮喘儿童应避免过于油腻、辛辣、刺激性的食物，以及高盐、高糖的食物。但有些家长可能误认为只要孩子喜欢，适量食用这些食物不会有大碍，殊不知这可能会加重哮喘症状。

> **钠盐——加剧气道收缩**
>
> 机制解析：高钠饮食增强 Th2 细胞反应，促进嗜酸性粒细胞浸润。
>
> 临床警示：尿钠排泄每增加 1 克/天，哮喘控制不佳的风险上升 14%。
>
> 控盐技巧：用香草（罗勒、迷迭香）替代 1/3 食盐，警惕加工食品中的"隐形盐"。

学习个体化饮食调理

每个哮喘儿童的体质和病情都不尽相同，需要针对性地进行饮食调理。家长可能没有根据孩子的具体情况调整饮食，这可能会影响哮喘的控制和管理。

哮喘家庭的食物选择新策略

饮食调理是哮喘管理的"第二处方"。研究表明，优化饮食可使中重度哮喘患者吸入激素用量大幅减少。

记住：你的餐盘里不仅有热量，更藏着调控基因表达、修复气道损伤的"生物指令"。从下一餐开始，用科学饮食为呼吸系统注入正能量。

一　记原则、学技巧

哮喘儿童的主食选择应注重营养均衡，易于消化，同时避免可能诱发哮喘的食物。在为哮喘儿童选择主食时，应考虑以下几个因素。

- **易消化性**：选择易于消化的主食，避免加重儿童的肠胃负担。
- **营养均衡**：主食应包含足够的碳水化合物、蛋白质和膳食纤维。

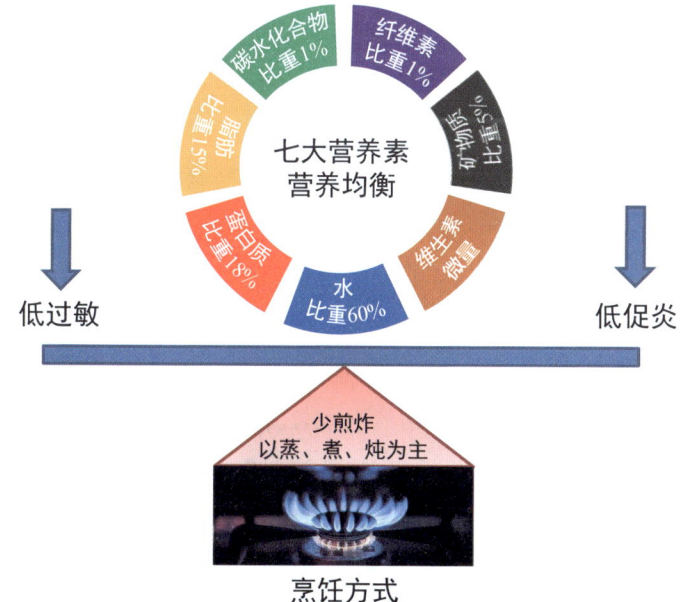

哮喘儿童食物选择原则

- **低过敏性**：避免已知会引起过敏反应的食物，如牛奶、鸡蛋等。
- **低促炎性**：选用低 DII 值的食材。
- **烹饪方式**：尽量选择蒸、煮等健康的烹饪方式，避免油炸或过于油腻的食物。

每日营养清单

必吃项：
- 深绿色蔬菜 ≥ 200 克（提供镁离子，松弛支气管）。
- 浆果类 1 把（含抗氧化剂）。
- 发酵食品 1 份（如酸奶、泡菜，可调节肠道菌群）。

慎选项：
- 含亚硫酸盐的加工干果（可能诱发支气管痉挛）。
- 含苯甲酸的预包装食品。

膳食建议：粗细粮搭配、荤素搭配、种类丰富化、口味清淡化。不同年龄阶段每天需要的食物分量有差别，详细可以参考《中国居民膳食指南（2022）》中的表格和膳食宝塔。

烹饪升级技巧

- 抗炎调料：姜黄 + 黑胡椒（提升姜黄素吸收率 300%）。
- 保营养技法：蒸煮代替油炸，最大程度保留维生素 C。

二 哪种吃法最护肺

吃法一：中国特色的药食同源（推荐等级★★★）

核心要素：个性化、精准干预。药食同调，以食为主，以药为辅。

抗炎优势：可选食材丰富，食谱变化多样，在确保儿童生长发育所需营养的基础上，低炎低敏，肺肠同调。

吃法二：地中海饮食（推荐等级★★★）

核心要素：橄榄油 + 深海鱼 + 全谷物 + 每日 7 种果蔬。

抗炎优势：富含单不饱和脂肪酸；膳食纤维调节短链脂肪酸生成。

错误吃法：高糖饮食（危险等级●●○）

典型特征：高糖饮料 + 精制碳水化合物 + 加工肉类。

惊人数据：每天 1 杯含糖饮料，儿童喘息风险增加 2.7 倍。

吃对有"性格"的食物

在中医的世界里，食物不只是果腹之物，更像是身怀绝技的"特种兵"——有的能驱寒暖身，有的可清热润燥。对于反复咳嗽、气喘的哮喘儿童来说，吃对有"性格"食物，相当于为娇嫩的呼吸道请来一支"护卫队"。

中医以人为本，人是判断其他事物特性的标准。因此，中医将事物作用于人体后，以人体的反应为依据，归纳出的事物属性，即为"四气五味"。同样，食物也有各自的属性，即人食用后的反应，即食物的"四气五味"。通过合理饮食搭配和选择，可以调和人体的阴阳平衡，达到预防和治疗疾病的效果。例如，体质偏寒的人应该多吃温性食物，而体质偏热的人则应该多吃凉性或寒性食物。

一 "四气"与食物

四气指的是食物的四种性质。

寒：具有清热、泻火、解毒的作用。

凉：性质比寒温和，有清热、生津、润燥的功效。

温：具有温中、助阳、散寒的作用。

热：性质比温更强烈，有温阳、助火、驱寒的效果。

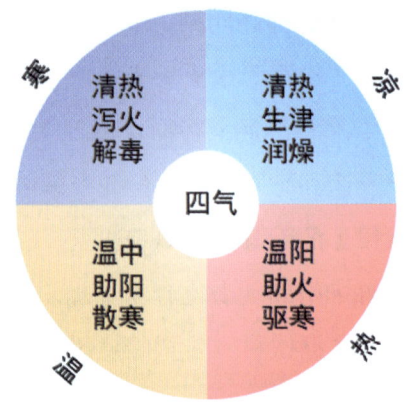

食物的四气

除此之外，平性食物指的是性质平和，既不偏寒也不偏热的食物。

三 "五味"与食物

五味是指食物的五种基本性味：辛、甘、酸、苦、咸。

常见食物的五味

五味	作用功效	适用	明星食物	儿童友好食谱
辛	宣肺散寒，打开气道	风寒型	葱白、紫苏、陈皮、姜、大蒜、香菜、洋葱、花椒、茴香、韭菜、酒、豆豉等	紫苏蒸苹果
甘	补益脾肺，增强防御	虚弱型	山药、红枣、蜂蜜、牛肉、甘蔗等	山药小米粥
酸	收敛肺气，防止气耗	虚弱	乌梅、山楂、柠檬、醋、马齿苋、赤小豆、橘子、橄榄、杏、石榴、荔枝等	乌梅冰糖饮
苦	清热降火，化解痰热	内热型	百合、莲子心、苦瓜、茶叶、杏仁、白果、桃仁等	百合银耳羹
咸	软坚、散结、润下	痰湿型	海带、海藻、盐、紫菜、海蜇、海参等	冬瓜紫菜汤

三 怎样选对"四气五味"

根据个人体质选择

如果体质偏热,容易上火,可以选择一些凉性的食物,如苦瓜、绿豆等苦味食物,或者梨、柚子等甘味水果。如果体质偏寒,可以选择一些温性的食物,如生姜、葱、大蒜等辛味食物,或者羊肉、鸡肉等甘温食物。

根据季节变化选择

春季:万物生长,可以适当食用一些辛味食物,如韭菜、香菜、蒜薹、葱、姜等,以帮助发散阳气。

夏季:天气炎热,可以选择一些苦味食物,如百合、莲子、苦瓜、苦菜等,以清热解暑。

长夏:湿气较重,可以选择一些健脾祛湿的食物,如扁豆、薏苡仁等甘味食物。

秋季:干燥,可以选择一些甘润的食物,如银耳、桃胶、莲藕、蜂蜜、梨等,以滋阴润燥。

冬季:寒冷,可以选择一些辛温的食物,如羊肉、鸡肉等,以温阳散寒。

根据食物的性质和功效选择

辛味食物如生姜、葱白、蒜等,可以帮助发汗、促进血液循环,适合感冒初期食用。苦味食物如苦瓜、苦荞等,具有清热燥湿的作用,适合夏天食用。甘味食物如红枣、蜂蜜等,具有补益作用,适合体质虚弱者食用。酸味食物如山楂、柠檬等,具有收敛止泻的作用,适合腹泻时食用。

饮食中应该五味调和,不要偏食某一种味道的食物,以免造成身体的不平衡。

大健康时代的药食同源新思路

会选道地药材很重要

道地药材，是指在特定的自然条件和生态环境下，经过长期选择而形成的具有独特药效特性的优质药材。这些药材因其优良的质量和显著的疗效，在中医中被广泛认可和使用。

中国十大道地药材产区与代表性中药

产区	主产地	常用药食同源中药
关药	山海关以北、东北三省及内蒙古东部	甘草、平贝母、桔梗
北药	河北、山东、山西以及内蒙古中部	党参、白芷、北沙参、知母、山楂、小茴香、苦杏仁、酸枣仁、薏苡仁
西药	陕、甘、宁、青、新及内蒙古西部	当归、枸杞子、党参、肉苁蓉
怀药	河南	地黄、山药、菊花、瓜蒌、白芷、金银花、山茱萸
浙药	浙江	浙贝母（象贝）、杭白芍、杭菊花、杭麦冬、山茱萸、杭白芷、乌梅、栀子
川药	四川、西藏	川贝母、花椒、附子、干姜、天麻
华南药	长江以南，南岭以北（湘、鄂、苏、赣、皖、闽等）	南沙参、明党参、木瓜、乌梅、艾叶、薄荷、玉竹
云贵药	云南、贵州	云茯苓、天冬、天麻、黄精、杜仲
广药	广东、广西、海南及台湾	广木香、广陈皮、广藿香、高良姜、阳春砂仁、益智仁、化橘红、肉桂、五指毛桃
藏药	青藏高原地区	炉贝母、余甘子

25 种中西医新视角下的"儿童友好"佳品

我们从国家颁布的药食同源药品清单中,精心筛选出以下 25 味对哮喘儿童特别"友好"的药材:

怀山药、贝母、薏苡仁、银杏、杏仁、茯苓、黄芪、五味子、山楂、黑芝麻、乌梅、沙参、紫苏、百合、麦冬、佛手、银耳、五指毛桃、陈皮、白扁豆、芡实、姜黄、薄荷、化橘红、罗汉果。

本章节,我们将从中医、西医、家庭实用的不同视角,为您讲解这些药材的特性,并列举具体食疗的应用方案,让家长在家中轻松制作,让孩子在美食中享受到健康滋味。同样地,本章节的很多创新配方,也在产业化研制中,相信未来能实现量产,让大家能更方便地享受到大健康时代的福利。

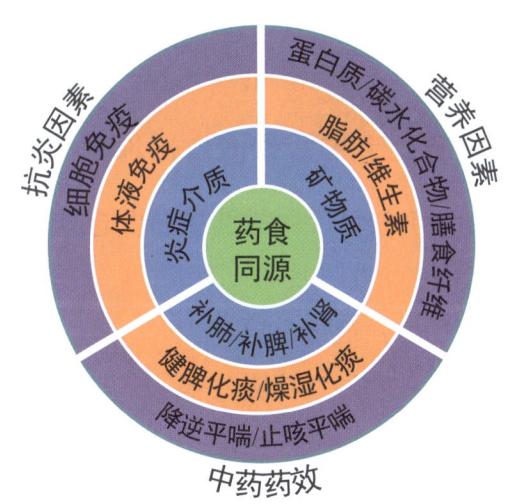

药食同源三因素

怀山药

——平补之王

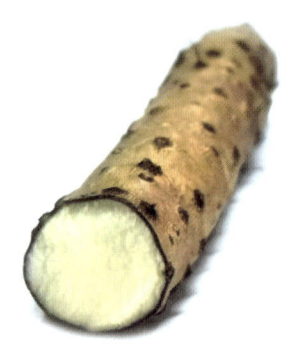

怀山药为薯蓣科植物薯蓣的块茎,也称薯蓣、怀山药(铁棍山药),一般以河南博爱、沁阳、武陟、温县等地所产最佳。来源不同于普通山药。

对于反复发作哮喘的儿童来说,怀山药通过独特的"润肺—健脾—抗炎"三重防护机制,具有惊人潜力。

中药视角:补脾肺之气,切断痰湿根源

《本草纲目》载山药益肾气,健脾胃,润皮毛,《药品化义》特别指出其补肺虚,定喘嗽。

药食功效:补脾(增强运化功能,减少痰液生成)、益肺(促进肺泡表面活性物质分泌,改善通气功能)、固肾(调节肾上腺皮质激素分泌,减轻气道高反应性)。

DII评分视角:天然抗炎食物

怀山药的膳食炎症指数(DII)评估显示,其抗炎预估等级为:★★★★(推荐日食用量50~150克)。具有显著抗炎作用,优于普通薯类。

> 黄金搭配:将怀山药与西蓝花搭配,抗炎效果提升数倍。

▶ **儿童友好**：安全温和，易吸收

怀山药淀粉颗粒细腻，是普通淀粉的 1/3，减轻脾胃负担。

怀山药去皮、蒸煮熟后，可以极大地降低过敏风险。

含甘露糖和山梨糖醇，可替代精制糖。

应用经验：对哮喘儿童进行 3 个月怀山药饮食干预，可大幅度减少哮喘急性发作频率。

▶ **科学警示**

建议每日食用量 ≤ 150 克（儿童）。

有实邪者忌服：如感冒初期诱发哮喘，黄痰，咽喉肿痛。

▶ **营养冷知识**

怀山药在烘干过程中，其抗炎成分薯蓣皂苷会大幅度增加，家长可自制山药干片作为健康零食。

▶ **家庭食疗方案**

晨间：怀山药小米粥 + 核桃。　　晚间：山药排骨汤。

午后：蓝莓山药泥。

改良经典配方：健脾润肺糕

怀山药粉与陈皮粉按 5∶1 比例混合后蒸制，可同时化解痰湿（改良自《医学衷中参西录》"一味薯蓣饮"）。

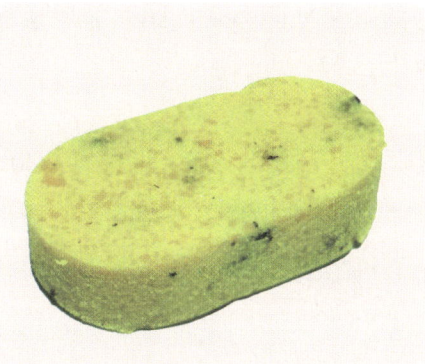

贝母
——止咳圣药，清肺化痰的天然"呼吸道清道夫"

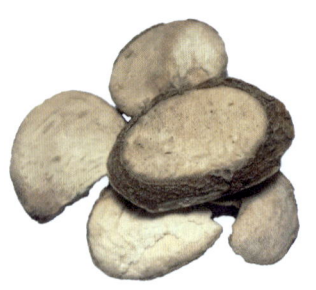

贝母是百合科植物川贝母、浙贝母等的干燥鳞茎。川贝母以四川产者为佳，浙贝母以浙江产者为佳。

作为药食同源的代表，贝母（含川贝母、浙贝母）在儿童哮喘调理中展现出独特的双向调节作用——既能快速缓解急性期痰喘，又可长期调补肺阴。现代研究揭示，这种"止咳圣药"不仅蕴含传统中医智慧，更包含调控免疫、抗炎修复的现代科学密码。

中药视角：润燥化痰，标本兼治

经典记载：《本草纲目》记载贝母润心肺，清痰热，《本草汇言》强调其为开郁、下气、化痰之药。儿童哮喘多属"痰热壅肺"，浙贝母可在急性期苦寒降泄，快速稀释黏痰、抑制气道平滑肌痉挛；川贝母可在缓解期甘润滋养，修复受损呼吸道纤毛，调节肺脾两脏，减少痰湿再生。

> 配伍创新：川贝母 + 枇杷叶 + 罗汉果（比例为 3 : 2 : 1），可制成儿童适用膏方，兼顾止咳与免疫调节（源自《温病条辨》沙参麦冬汤化裁）。

DII 评分视角：低促炎风险的天然抗炎剂

抗炎预估等级：★（推荐日食用量 10 克）。具有抗炎作用。

协同增效：与雪梨搭配，可提升槲皮素吸收率，增强抗氧化防御作用。

儿童使用优势与风险控制

快速应答：所含生物碱可在30分钟内降低气道阻力。

肠道友好：不含麻黄碱，避免心慌、失眠等副作用。

免疫调节：所含β-葡聚糖激活肠道派尔集合淋巴结，强化黏膜免疫。

家庭食疗方案

急性痰喘期：浙贝母3克+萝卜200克煮水（煮沸20分钟），分3次饮用，连用不超过3日。

慢性干咳期：川贝百合银耳羹，川贝母粉1克+百合15克+银耳1/4朵，隔日1次，持续2周。

抗炎呼吸棒棒糖：川贝母0.5克+枇杷蜜10克+维生素C 20毫克，模具凝固制成。

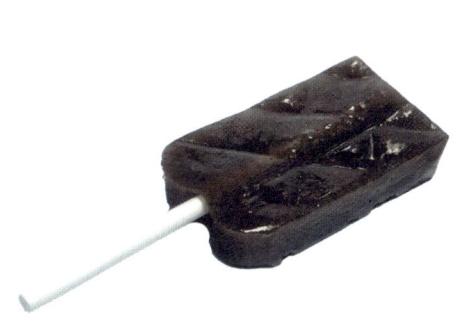

抗炎呼吸棒棒糖

安全使用守则

年龄剂量：3~6岁，川贝母粉≤1克/日；6岁以上，川贝母≤3克/日。

禁忌提示：风寒咳嗽（痰白清稀）禁用；避免与乌头类药材同用。

过敏筛查：首次食用前测试耳后皮肤反应（0.5%贝母提取物贴敷）。

科学警示

建议在中医师指导下使用，避免与中枢性镇咳药（如右美沙芬）叠加使用。连续使用贝母制剂不宜超过4周，防止肠道菌群失调。

营养冷知识

贝母中的硒元素以甲基硒代半胱氨酸形式存在，其生物利用率是普通硒酵母的3倍，可有效增强儿童抗氧化防御系统。

薏苡仁
——祛湿健脾的"呼吸道净化器"

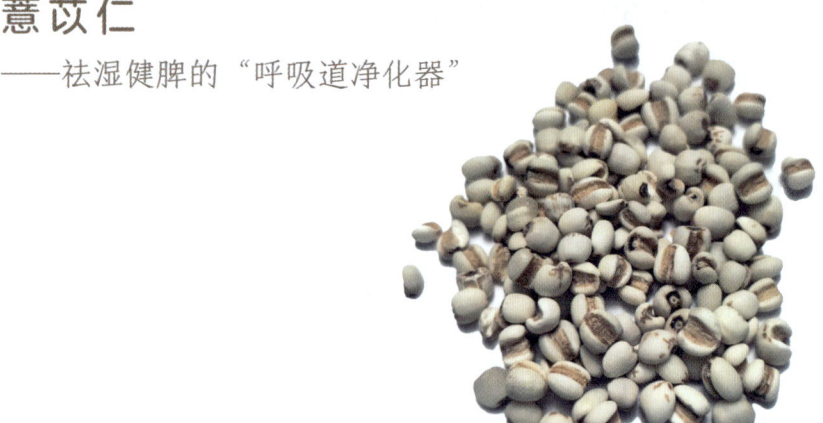

薏苡仁（薏米）是禾本科植物薏苡的成熟种仁。全国各地均有栽培，以粒大、饱满、色白、完整者为佳。

薏苡仁既是《神农本草经》推崇的"上品药"，也是联合国粮农组织认证的"全球十大健康谷物"。对哮喘儿童而言，这种看似平凡的谷物通过"祛痰湿、调免疫、抗过敏"三重机制，成为药食同源调理中的"多面手"。

中药视角：健脾利湿，切断痰饮之源

《本草纲目》载其健脾益胃，祛风胜湿，《本草新编》特别指出其最善利水，凡湿盛痰壅之喘嗽皆可用之。儿童哮喘迁延不愈多与"脾虚湿困"相关，薏苡仁能祛湿化痰：促进水液代谢，减少气道黏液潴留；健脾固本：增强脾脏运化功能，降低 IgE 过度生成；抗敏止痉：所含薏苡仁酯可抑制肥大细胞脱颗粒，阻断组胺释放。

儿童友好食谱

抗敏能量球：熟薏苡仁粉 50 克 + 南瓜泥 30 克 + 亚麻籽油 5 毫升，搓成小球。冷藏。每日 20~30 克。

呼吸护航米糊：薏苡仁 30 克 + 杏仁 10 克 + 百合 5 克，破壁机制浆，隔日 1 次，连服 2 周。

薏苡仁爆米花：无添加，保留胚芽营养，做零食补充。

配伍创新：薏苡仁＋茯苓＋陈皮（比例为5∶3∶1）煮水，可制成"健脾祛湿饮"，既保留传统方剂精髓，又适配儿童口味。

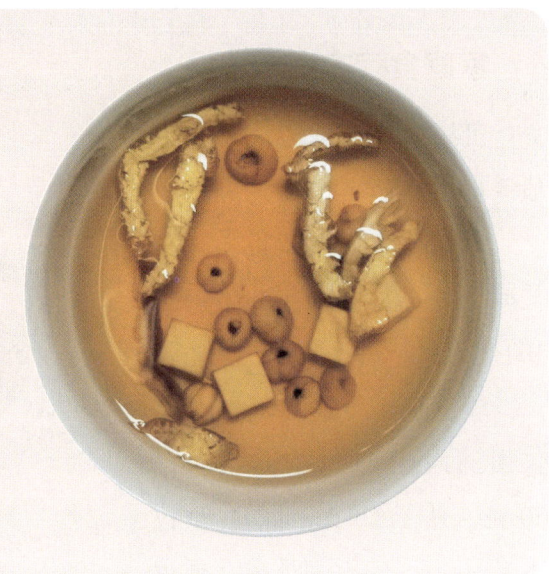

> **DII 评分视角**：低敏抗炎的全谷物

抗炎预估等级：★★★★。具有显著抗炎作用，显著优于大米，接近蓝莓的抗炎水平。

黄金搭配：薏苡仁与西蓝花同食，可提升抗氧化能力。

> **儿童使用优势与科学方案**

薏苡仁低致敏、易吸收、糊化温度低，适合儿童消化。

> **食用禁忌与技巧**

薏苡仁适合舌苔厚腻、痰多的儿童，脾虚便溏者需配伍炒白术。

烹饪要点：浸泡8小时＋文火慢煮，促进释放活性成分；避免与寒凉食物（如海带）大量同食。

> **科学警示**

薏苡仁每日建议摄入量：3~6岁15~20克（约2汤匙）；6岁以上30~40克。

家庭食疗方案

可按哮喘不同发病期,分阶段调理。

急性期(痰多喘促):薏苡仁萝卜水:炒薏苡仁15克+萝卜100克煮水,每日2次。

缓解期(气虚多汗):薏苡仁山药粥:薏苡仁30克,山药30克,莲子15克,红枣10枚,大米100克,入锅加水共煮成粥,白糖适量调味。每周3次。

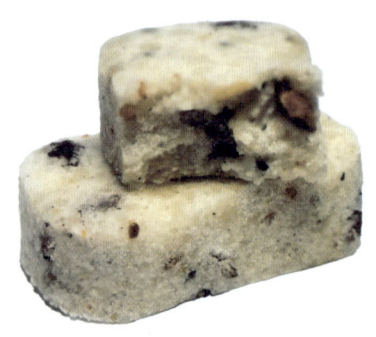

薏苡仁山药茯苓糕

预防期(过敏季节):薏苡仁山药茯苓糕:薏苡仁100克,山药100克,茯苓100克,糯米粉60克,籼米粉100克,蔓越莓适量,红枣适量,奶粉30克,糖适量。上药打粉,加水混匀,压出花型,大火蒸25分钟,再焖5分钟,出锅即可。隔日1块。

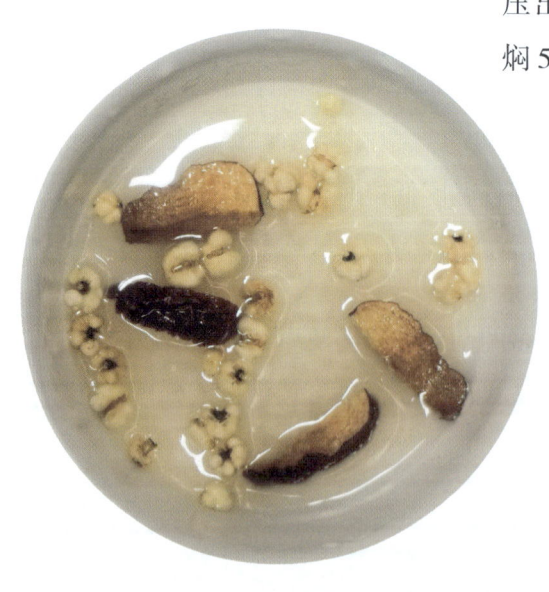

薏苡仁山药粥

银杏
——千年止咳圣品的双重面孔：抗喘良药与微毒性

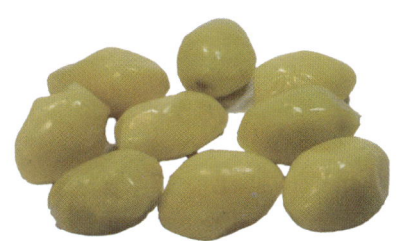

银杏是银杏科植物银杏的成熟种子，以江苏邳州、泰兴产为佳。

白果（银杏果）作为药食同源的特殊存在，既承载着传统智慧，又因微量毒性需科学驾驭。现代研究揭示，其独特成分可通过多靶点调控免疫炎症，但儿童使用时需精准把握"有效"与"安全"的微妙平衡。

中药视角：敛肺化痰，标本兼顾

中医认为，儿童哮喘迁延多与肺气不敛相关。《本草纲目》载白果熟食温肺益气，定喘嗽，《医学入门》强调其治喘促痰多。

> 配伍提示：建议与桔梗配伍使用，可增强平喘效果。

DII 评分视角：低促炎风险的天然抗炎剂

抗炎预估等级：★。优于普通坚果类，呈现显著抗炎特性。

协同禁忌：与 DII 值高的加工肉制品（如火腿肠、肉干、肉脯、肉松等）同食可能消减抗炎效果。

儿童使用安全法则

白果含有一定量的氢氰酸、银杏酸等成分，有微毒。胚芽含氢氰酸占全果毒性的 80%，需彻底去芯去芽；可熟制解毒，煮沸 15 分钟可分解绝大部分银杏毒素。

剂量控制：3～6 岁，≤3 粒/日；6～12 岁，≤5 粒/日。

过敏预警：与腰果、芒果存在交叉过敏风险。

▶ 家庭食疗方案

可分阶哮喘不同发病阶段选用适当食谱调理。

急性期辅助：白果 3 粒（去芯）+ 梨 50 克 + 百合 10 克炖汤（煮沸 30 分钟，取汤饮用），每日 1 次，不超过 3 日。

缓解期固本：白果粉 1 克 + 山药粉 5 克 + 蜂蜜 2 毫升调糊（晨起空腹服），每日 1 次，不超过 3 日。

▶ 科学警示

警惕中毒：白果中毒潜伏期 1～12 小时，若食用后出现恶心、抽搐，应尽快催吐，并立即就医。

不连续食用：食用白果每周不超过 3 日。不建议长期服用。

记住"去芯、熟制、控量"是安全三原则，建议在中医师指导下制定个性化方案，让千年智慧安全护航现代儿童呼吸健康。

杏仁
——降气祛痰平喘的"天然支气管扩张剂"

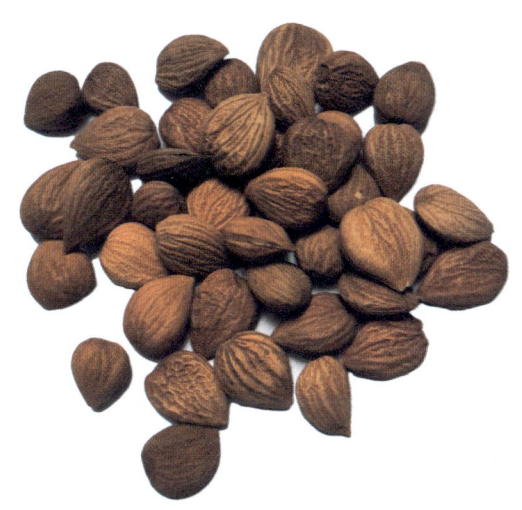

杏仁是蔷薇科植物杏或山杏的成熟种子，分为甜杏仁和苦杏仁两类。建议选用甜杏仁，以华北和东北地区的为最佳。

作为药食同源的经典代表，杏仁既是《神农本草经》记载的"止咳下气"良药，也是现代营养学推崇的"超级坚果"。对哮喘儿童而言，这种看似普通的坚果通过"抗炎、抗氧化、免疫调节"三重机制，展现出独特的呼吸道保护价值。

中药视角：宣肺降气，化痰平喘，润肠通便

《本草纲目》载杏仁润肺散风，止咳平喘，《药性论》特别指出其主咳逆上气喘促。中医认为，儿童哮喘急性发作多与"肺气上逆"相关，杏仁通过以下机制发挥作用。

宣肺降气：所含苦杏仁苷代谢产物氢氰酸，可抑制呼吸中枢过度兴奋（需严格控制剂量）。

化痰平喘：促进纤毛运动，加速痰液排出。

润燥止咳：富含油脂成分，修复受损呼吸道黏膜。

润肠通便：富含不饱和脂肪酸，可软化、润滑粪便。

▶ **DII 评分视角**：显著抗炎的坚果选择

抗炎预估等级：★★★★。优于普通坚果类，呈现显著抗炎特性。

> 黄金搭配：与西蓝花同食，可协同提升抗氧化能力。

▶ **儿童使用优势与科学方案**

有三重安全屏障。

低致敏性：与花生交叉过敏率低。

易吸收：脂肪以单不饱和脂肪酸为主（油酸占比 70%），消化负担小。

可分阶段调理。

急性期辅助：杏仁露（甜杏仁 10 克 + 水 200 毫升，破壁机制浆）。

缓解期固本：杏仁粉 5 克 + 山药粉 10 克 + 蜂蜜 2 毫升，适量温水调糊（晨起空腹服）。

预防期强化：杏仁能量球（杏仁酱 15 克 + 燕麦片 10 克 + 蔓越莓干 5 克）。

日常改良食方：甜杏仁 + 川贝母 + 蜂蜜（比例 5 : 1 : 3），可制成儿童适用膏方，既保留传统方剂精髓，又提升口感接受度。

▶ **食用禁忌与技巧**

杏仁适合干咳少痰的肺燥儿童；痰湿壅盛者需配伍陈皮。阴虚咳嗽及大便溏泄者忌服。

烹饪要点：浸泡 8 小时以上，去除植酸。避免与寒凉食物（如海带）大量同食。

▶ **科学警示**

苦杏仁有一定的毒性，而甜杏仁无毒。甜杏仁每日建议摄入量：3～6 岁，5～8 克（约 10 粒）；6 岁以上，10～15 克。内服不宜过量。

儿童友好食谱

杏仁能量棒：杏仁粉 10 克 + 山药粉 20 克 + 香蕉泥 50 克 + 亚麻籽油 5 毫升，烤制成型，每日 1 次，不超过 3 日。

零食升级：低温烘焙杏仁。

杏仁奶昔：杏仁奶 100 毫升 + 蓝莓 30 克 + 奇亚籽 3 克，搅拌机混合，每日 1 次，不超过 3 日。

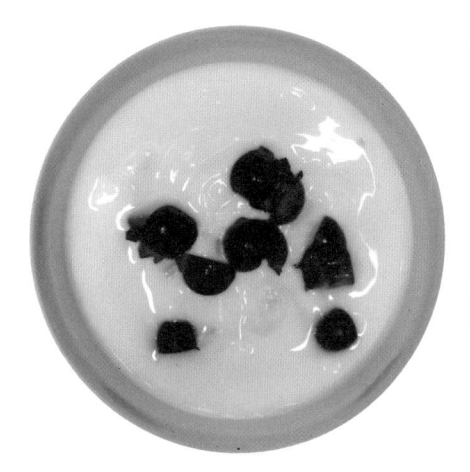

营养冷知识

杏仁是极少数含天然"抗营养因子抑制剂"的坚果，其植酸含量比花生低 50%，更利于矿物质吸收，特别适合生长发育期儿童。

杏仁种皮中的原花青素具有类激素样抗炎作用，但需完整颗粒方能保留。

茯苓
——健脾祛湿的"呼吸道清道夫"

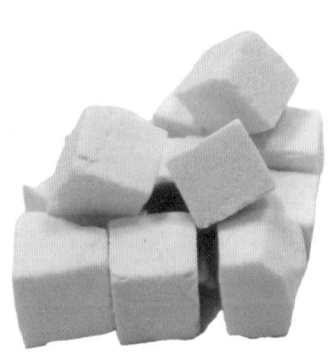

茯苓是多孔菌科真菌茯苓的干燥菌核,以云南"云苓"为道地药材,体重、质坚实、外皮色棕红、断面白色者为佳。

这味被《神农本草经》列为"上品"的千年药食,既是中医祛湿化痰的"万能胶",也是现代营养学认证的天然益生元。对于反复发作哮喘的儿童,茯苓通过"健脾—祛湿—抗炎"三重机制,成为调理呼吸道健康的隐形守护者。

中药视角:利水渗湿,从根源上消痰

《本草纲目》载茯苓益脾胃,补肺虚不咳喘,《伤寒论》中"苓桂术甘汤"更将其列为化痰要药。中医认为,儿童哮喘迁延不愈多因"脾虚湿困",茯苓通过独特作用链切断痰湿来源。

健脾运湿:增强脾脏运化功能,减少痰液生成。

通调水道:促进肺泡表面液体转运,改善肺间质水肿。

宁心安神:调节自主神经功能,减少夜间哮喘发作频率。

DII 评分视角:低炎症负荷的益生元

抗炎预估等级:★★★(推荐日食用量20克)。优于其他菌菇类,呈现显著抗炎特性。

> 黄金搭配：与怀山药同食，可协同提升肠道短链脂肪酸产量。

儿童使用优势与科学方案

有多重安全屏障。

无致敏性：不含麸质及常见过敏蛋白。

肠道友好：水溶性纤维调节菌群，缓解便秘/腹泻。

无毒性：体重30千克儿童日安全量达45克。

可分阶段调理。

急性期（痰鸣喘息）：茯苓10克+冬瓜50克煮水（利湿化痰，每日2次）。

缓解期（气虚多汗）：茯苓山药粥，茯苓10克+山药粥20克+大米50克，煮粥。每周4次。

预防期（季节交替）：茯苓益生菌粉冲服（增强黏膜免疫，每日1包）。

选购与烹饪技巧

真伪鉴别：正品茯苓断面细腻，嚼之粘牙；伪品木薯断面粗糙，有粉质感。正品茯苓表面涂抹碘酒后不变色，含有淀粉的假茯苓涂抹碘酒后变成紫色。下图从左到右，依次为涂抹碘酒后含淀粉的假茯苓、涂抹碘酒后的正品茯苓、正品茯苓。

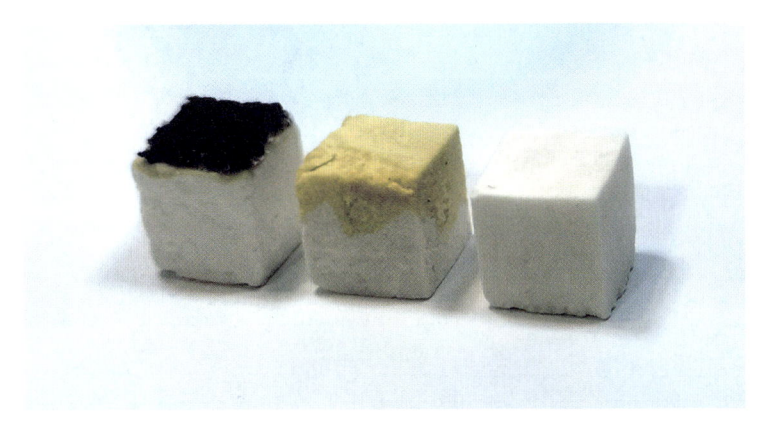

增效处理：打粉前冷冻 2 小时，破壁更充分；配伍生姜 3 片，提升多糖溶出率。

科学警示

合并肾功能不全者，阴虚火旺、口干咽燥者，需控制钾摄入（茯苓含钾较高），不宜用。

有些市售茯苓可能含硫超标，建议选择无硫茯苓。硫黄熏过的茯苓颜色特别白，正品茯苓遇到空气会自然氧化，变灰。

儿童友好食谱

抗敏茯苓冻：茯苓粉 5 克 + 藕粉 10 克 + 蓝莓汁 50 毫升，冷藏成型，隔日 1 次，连服 2 周。

呼吸能量棒：茯苓丁 15 克 + 燕麦片 30 克 + 蜂蜜 5 毫升，烘烤压制，隔日 1 次，连服 2 周。

肠道护航饮：茯苓 5 克 + 炒薏苡仁 5 克 + 苹果半个，煮水代茶。

改良经典方

茯苓 + 陈皮 + 五指毛桃（比例 5 : 1 : 10）煮水，可制成"健脾三仙饮"。该方改良于国医大师邓铁涛之"五爪龙补肺汤"，适配儿童体质。

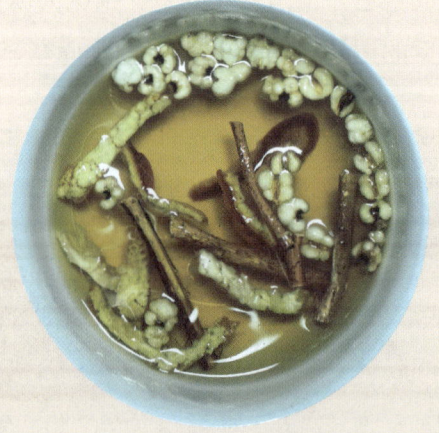

黄芪
——补气固表的"呼吸免疫调节器"

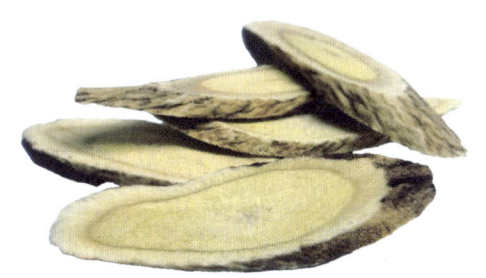

黄芪是豆科植物蒙古黄芪或膜荚黄芪的干燥根。甘肃、山西、陕西、内蒙古所产为好,以条粗长、质坚而绵、粉性足、味甜者为佳。

黄芪,这味被《神农本草经》誉为"补气之长"的千年药食,既是中医扶正固本的"免疫调节剂",也是现代营养学认证的天然抗炎卫士。对于反复呼吸道感染诱发哮喘的儿童,黄芪通过"补肺气—强免疫—抗过敏"三重机制,成为调理体质的核心食材。

中药视角:益气固表,筑牢呼吸道防线

《本草纲目》载黄芪"益元气,壮脾胃,去肌热,排脓止痛",《医学衷中参西录》特别强调其"补肺气,实卫阳"。中医认为,儿童哮喘反复多因"肺卫不固",黄芪通过以下机制发挥作用。

补肺固表:增强呼吸道黏膜屏障功能,减少过敏原穿透。

免疫调节:双向调节 Th1/Th2 平衡,抑制 IgE(过敏核心介质)过度生成。

托毒生肌:促进肺泡上皮修复,改善气道重塑。

DII 评分视角:强效抗炎的天然调节剂

抗炎预估等级:★★★(推荐日食用量 10 克)。优于普通补气食材党参,呈现显著抗炎特性。

> 黄金搭配：与怀山药同食，抗炎能力增强；与山楂相配，可助山楂消食化积、活血化瘀，提高抗炎功效，适用于脾肺气虚兼有食积停滞者。

儿童使用优势与科学方案

有安全多维屏障。

无兴奋作用：不含麻黄碱，避免心悸、失眠风险。

肠道友好：水溶性纤维调节菌群。

食用安全：不影响骨骼发育。

可分阶段调理。

急性感染期：生黄芪 10 克 + 鱼腥草 5 克煮水（增强抗菌作用，每日 2 次，≤ 5 日）。

缓解固本期：炙黄芪 10 克 + 山药 10 克煮粥（健脾益肺，每周 4 次）。

季节预防期：黄芪多糖咀嚼片（每片含多糖 50 毫克，每日 1 片）。

> 改良经典方：黄芪 5 克 + 防风 3 克 + 白术 2 克煮水（玉屏风散简化方），可制成"免疫护航饮"，既保留古方精髓，又适配儿童体质。

食用禁忌与技巧

黄芪适合面色苍白、多汗易感儿童；湿热体质（舌苔黄腻）慎用，需配伍薏苡仁；凡表实邪盛、气滞湿阻、食积内停、阴虚阳亢、痈疽初起不宜使用。

增效处理：蜜炙黄芪可增强补气功效，适合虚证明显者；避免与萝卜同食（后者的破气作用可能抵消补益效果）。

儿童友好食谱

黄芪免疫能量球：黄芪粉3克+红枣泥10克+核桃碎5克，蜂蜜粘合成球，隔日1次，连用2周。

呼吸护航汤：黄芪5克+鸡肉50克+胡萝卜30克，隔水炖1小时，隔日1次，不超过1周。

零食升级：将和黄芪一起煮后的苹果片冻干，制成黄芪苹果脆。

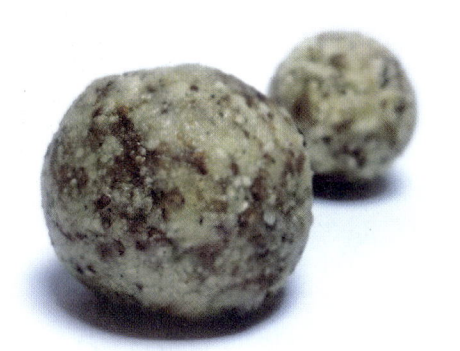

科学提醒

自身免疫性疾病患儿需在医师指导下使用。

持续使用的话，建议每3个月检测IgE水平。从小剂量（每日3克起）逐步调整。

五味子

——敛肺滋肾的"呼吸道免疫调节器"

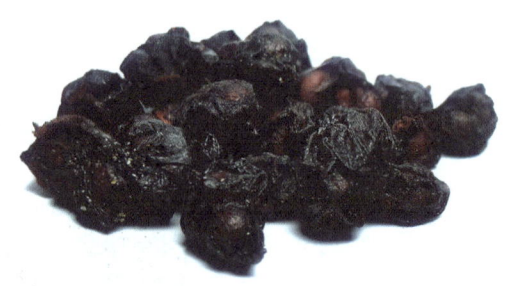

　　五味子是木兰科植物五味子的成熟果实。选择果皮紫红、油性光泽的东北地区北五味子为佳。

　　五味子,这味被《神农本草经》列为"主益气,补不足"的药食两用果实,既是中医调理虚喘的"固本要药",也是现代科学认证的天然抗氧化剂。对于儿童哮喘伴随体虚多汗、反复感冒者,五味子通过"敛肺、抗炎、调节免疫"三重机制,展现出独特的呼吸道保护价值。

中药视角:敛肺滋肾,益气生津

　　《神农本草经》载五味子主益气,补不足,强阴益精,《本草备要》强调其敛肺滋肾,生津收汗。中医认为,儿童哮喘迁延不愈伴自汗盗汗、动则喘息者,多属"肺肾两虚",五味子通过以下机制发挥作用。

　　敛肺止咳:减少肺泡表面活性物质流失。

　　滋肾纳气:调节肾上腺皮质功能,增加呼气深度。

　　益气固表:增强呼吸道黏膜屏障功能。

> **配伍创新**:五味子3克+麦冬5克+百合5克煮水(生脉饮改良方),制成"敛肺安神饮",既保留古方精髓,又适配儿童体质。

▶ **DII 评分视角**：强效抗炎的天然调节剂

抗炎预估等级：★★。优于普通补气食材党参，呈现显著抗炎特性。

> 黄金搭配：与深海鱼同食，可通过 $\Omega-3$ 脂肪酸协同抑制白三烯生成。

▶ **儿童使用安全法则**

有多维安全屏障。

去籽减毒：种子含少量肝毒性成分，建议去籽后食用。

剂量控制：3~6 岁，干品 ≤ 2 克/日（约 10 粒）；6 岁以上，干品 ≤ 5 克/日（需分次服用）。

代谢安全：体重 30 千克儿童日安全量达 45 克干品。

可分阶段调理。

急性虚喘期：五味子 10 粒（去籽）+ 梨 50 克，煮水（敛肺平喘，每日 2 次，≤ 5 日）。

慢性调理期：五味子粉 1 克 + 山药粉 10 克，煮粥（健脾固本，每周 4 次）。

▶ **儿童友好食谱**

敛肺五味糕：五味子粉 3 克 + 红枣泥 20 克 + 糯米粉 50 克，蒸制后切块。

呼吸护航饮：五味子 10 粒（去籽）+ 罗汉果 1/4 颗 + 苹果 30 克，煮水代茶。

零食创新：低温烘焙五味子脆粒，可保留大部分木脂素活性。

食用禁忌与技巧

适合面色苍白、多汗易感的气虚儿童。湿热体质（舌苔黄腻）慎用，需配伍茯苓。

醋制五味子可增强收敛效力；配伍富含维生素 C 的食物（如猕猴桃）可提升抗氧化效果。配伍蜂蜜 5 毫升可中和酸涩口感。

科学警示

五味子可能增强镇静类药物作用，合并使用需间隔 2 小时。

长期过量食用可能引起胃酸过多，建议餐后服用。

野生五味子可能含微量马兜铃酸类似物，建议选择人工栽培的北五味子。

连续服用不超过 2 周。

营养冷知识

五味子果实中的天然果胶可吸附呼吸道过敏原。

> 建议选择果皮紫红、油性光泽的北五味子，从每日 3 粒逐步增量。

山楂
——消食化积的"呼吸道清道夫"

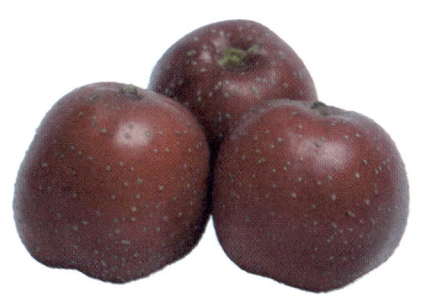

山楂是蔷薇科植物山楂或野山楂的成熟果实,产自河南、山东、河北等地,以果实大、皮红、肉厚者为佳。

山楂,这味被《本草纲目》誉为"化饮食,消肉积"的药食两用果实,不仅是助消化的"天然健胃片",更是儿童哮喘调理中的"隐形抗炎卫士"。现代研究揭示,其独特的酸味成分能通过调节肠道—免疫—呼吸轴,为哮喘儿童提供多重保护。

中药视角:消食化痰,切断哮喘诱因

《本草纲目》载山楂化饮食,消肉积,痰饮痞满,《医学衷中参西录》指出山楂善入血分,化瘀血而不伤新血。中医认为,儿童哮喘发作常与"食积生痰"相关,山楂通过以下机制发挥作用。

消食导滞:减少胃肠积热,降低组胺释放。

化痰散瘀:稀释呼吸道黏液,降低痰液黏稠度,改善纤毛摆动频率,有助于排痰。

活血通络:改善肺循环,减轻气道黏膜水肿。

> **配伍创新**:山楂6克+陈皮3克+莱菔子(捣碎)2克煮水(保和丸简化方),可制成"消积护肺饮",既保留古方精髓,又适配儿童口感,每日1次,连用3日。

DII 评分视角：低炎症负荷的天然酸味剂

抗炎预估等级：★★（推荐日食用量10克），显著优于普通水果均值，接近蓝莓的抗炎水平。

抗炎机制：所含槲皮素抑制 NF-κB 通路，降低 IL-6 水平；所含原花青素阻断嗜酸性粒细胞趋化因子释放。

> 黄金搭配：与酸奶同食，可协同促进益生菌增殖，增强肠道免疫调节作用。

儿童使用安全法则

有多维安全屏障。

酸度控制：pH 3.2~3.8（建议餐后食用，避免空腹刺激）。

去核防噎：需彻底去除硬核以防噎咳。

过敏低发：仅与苹果、梨有极低交叉过敏率。

可分阶段调理。

急性积食期：焦山楂5克煮水（消食导滞，每日2次，≤3日）。

慢性调理期：生山楂3克+茯苓5克煮粥（健脾化痰，每周4次）。

季节预防期：山楂益生菌软糖。

儿童友好食谱

抗敏山楂糕：山楂泥50克+琼脂3克+蜂蜜5毫升，冷藏成型。每日1次，连服3日。

呼吸护航汤：山楂5克+白萝卜30克+梨20克，煮水代茶。

零食升级：冻干山楂脆片（保留维生素C）。

▷ **食用禁忌与技巧**

体质适配：适合舌苔厚腻、口气重的食积儿童；胃酸过多者需配伍山药（比例 1∶1）。

增效处理：炒焦山楂提升消食力；配伍生姜 2 片，可中和酸性刺激。

▷ **科学警示**

市售山楂制品大多含糖量超标，建议选择无添加糖产品。

脾胃虚弱者慎服。

研究提示，长期过量食用山楂可能影响牙釉质，建议食用后清水漱口；合并胃食管反流患儿每日用量不超过 5 克。

▷ **营养冷知识**

山楂中的果胶是天然抗过敏剂，可包裹尘螨过敏原的活性位点，明显降低其致敏性。

> 记住：选择无核山楂制品，从每日 3 粒起步。

黑芝麻
——润肺补肾的"呼吸道营养库"

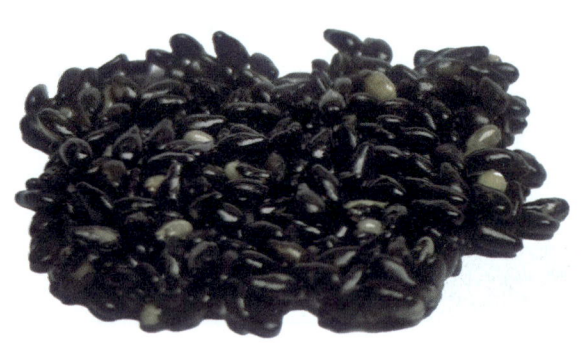

黑芝麻是脂麻科植物脂麻的成熟种子。全国各地均有栽培，以籽粒饱满、色黑、光亮者为佳。

黑芝麻，这味被《神农本草经》誉为"补五内，益气力"的黑色珍宝，既是中医"补肝肾、润五脏"的经典药食，也是现代营养学认证的"超级种子"。对于儿童哮喘的虚损型调理，黑芝麻通过"补肾纳气、抗氧化、抗炎"三重机制，成为从根源改善呼吸功能的天然选择。

中药视角：补肾益精，纳气平喘

《本草纲目》载黑芝麻补肝肾，润五脏，填精髓，《食疗本草》特别强调其润肺气，止喘咳。中医认为，儿童哮喘反复发作多与"肾不纳气"相关，黑芝麻通过以下机制发挥作用。

补肾固本：增强肾上腺皮质功能，调节气道平滑肌张力。
润肺化痰：富含油脂润泽呼吸道黏膜。
养血生髓：促进血红蛋白合成，改善肺泡氧气交换效率。

DII 评分视角：强效抗炎的黑色黄金

抗炎预估等级：★★★★（推荐日食用量20克），显著优于普通坚果。

抗炎机制：所含芝麻木酚素抑制 NF-κB 通路，降低 TNF-α 水平；所含谷维素阻断白三烯生成（炎症介质关键通路）。

> **黄金搭配**：与深海鱼同食，可通过 Ω-3 脂肪酸协同抑制组胺释放。

儿童使用安全法则

有多维安全屏障。

低致敏性：与常见坚果交叉过敏率低。

食用安全：不饱和脂肪酸占比 85%（Ω-6/Ω-3 为 4∶1，接近理想值）。

易吸收：破壁后生物利用率提升数倍，推荐研磨后食用。

可分阶段调理。

急性缓解期：黑芝麻油 5 毫升 + 蜂蜜 3 毫升（润喉止咳，每日 2 次）。

巩固调理期：黑芝麻粉 10 克 + 山药粉 15 克煮糊（健脾益肺，每周 5 次）。

预防强化期：黑芝麻硒酵母片（含硒 0.5 微克/片，每日 1 片）。

> **配伍创新**：黑芝麻 10 克 + 核桃仁 5 克 + 甜杏仁 3 克（改良三黑润肺方），可制成"纳气能量膏"，既保留古方精髓，又适配儿童口感。每日 1 次，连用 3 日。

食用禁忌与技巧

体质适配：适合皮肤干燥、大便干结的阴虚儿童；湿热体质（舌苔黄腻）慎用，需配伍薏苡仁。

增效处理：九蒸九晒工艺使芝麻的抗氧化力提升 50%；配伍富含维生素 C 的食物（如猕猴桃）促进铁吸收。

🌿 儿童友好食谱

润肺能量球：黑芝麻酱20克+红枣泥30克+奇亚籽3克，冷藏成型，隔日1次。

呼吸护航奶昔：黑芝麻粉10克+香蕉半根+燕麦奶150毫升，破壁机制浆，每日1次，连用3日。

零食升级：发芽黑芝麻脆片（γ-氨基丁酸含量提升3倍）。

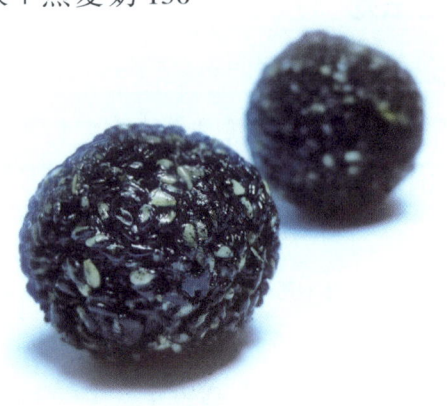

🌿 科学警示

便溏者忌服。

市售黑芝麻有染色假冒的，真品浸泡后水呈浅褐色，伪品掉色严重。

过量摄入可能影响钙、锌吸收（建议每日≤20克）。

🌿 营养冷知识

黑芝麻含天然黑色素（花青素苷），其抗氧化力是维生素E的50倍，且能特异性结合呼吸道过敏原，大幅降低致敏性。

记住：选择未经高温烘焙的活籽（胚芽完整），从每日5克逐步增量。

乌梅
——敛肺生津的"呼吸平衡师"

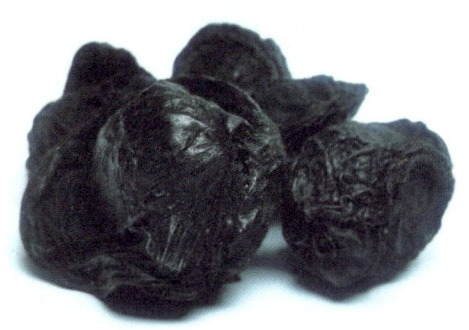

乌梅是蔷薇科植物梅的近成熟果实。四川、浙江、福建等地,以个大、肉厚、核小者为佳。

乌梅,这味被《神农本草经》列为"下气除热"的药食两用果品,既是中医调理虚喘的"酸收敛肺"良药,也是现代科学认证的天然抗氧化剂。对于儿童哮喘的慢性调理,乌梅通过"敛肺气、抗过敏、调节免疫"三重机制,成为平衡呼吸道功能的独特存在。

中药视角:敛肺止咳,生津润燥

《本草纲目》载乌梅敛肺涩肠,治久嗽泻痢,《本草求真》强调其入肺则收,入肠则涩。中医认为,儿童哮喘迁延多因"肺气耗散,津液不足",乌梅通过以下机制发挥作用。

敛肺平喘:减少肺泡表面活性物质流失(动物实验显示气道高反应性降低32%)。

生津润喉:促进唾液及呼吸道黏液分泌。

抗菌抗敏:抑制金黄色葡萄球菌等病原体定植。

> **配伍创新**:乌梅5克+百合8克+罗汉果3克煮水(改良生脉饮),制成"润肺平喘饮",既保留古方精髓,又适配儿童体质,每日1次,连用3日。

▶ **DII 评分视角**：低炎症负荷的天然酸味剂

抗炎预估等级：★★（推荐日食用量 10 克），显著优于普通果脯，接近蓝莓的抗炎水平。

抗炎机制：所含花青素抑制 NF-κB 通路，降低 IL-6 水平；所含熊果酸阻断 IL-4/IL-13 信号传导（Th2 型炎症核心）。

> **黄金搭配**：与深海鱼同食，可通过 Ω-3 脂肪酸协同抑制白三烯生成。

▶ **儿童使用安全法则**

有多维安全屏障。

酸度调控：pH 2.8~3.5（建议餐后食用，避免空腹刺激）。

去核防噎：硬核直径约 8 毫米，需彻底去除。

过敏低发：与蔷薇科水果（苹果、桃）交叉过敏率低。

可分阶段调理。

急性干咳期：乌梅 3 颗（去核）+ 蜂蜜 5 毫升泡水（润喉止咳，每日 2 次）。

慢性调理期：乌梅粉 2 克 + 山药粉 10 克煮糊（敛肺健脾，每周 5 次）。

▶ **儿童友好食谱**

润肺梅子冻：乌梅汁 50 毫升 + 琼脂粉 3 克 + 梨汁 30 毫升，冷藏成型。每日 1 次。

呼吸护航汤：乌梅 2 颗 + 银耳 5 克 + 百合 8 克，隔水炖 1 小时。每日 1 次。

零食升级：低温烘焙乌梅干，可保留大部分多酚活性。

食用禁忌与技巧

体质适配：适合干咳少痰、舌红少苔的阴虚儿童。

痰湿壅盛（舌苔厚腻）者慎用，需配伍陈皮；外有表邪或内有实热积滞者慎服。

配伍富含维生素 C 的食物（如猕猴桃），可增强抗氧化效果。

科学警示

市售乌梅制品大部分含糖量超标（＞50 克/100 克），建议选择天然无糖产品。

研究提示：长期过量食用乌梅可能影响牙釉质，建议食用后清水漱口；合并胃食管反流患儿每日用量不超过 5 克。

营养冷知识

乌梅中的柠檬酸是天然抗组胺剂，可阻断 H_1 受体活性。

乌梅如同"呼吸道的调节阀"，平衡免疫反应的过度亢进。

> 记住：选择自然晾晒的深褐色果品（无人工染色），从每日 1 颗起步。

沙参
——滋阴润肺的"呼吸道天然调节剂"

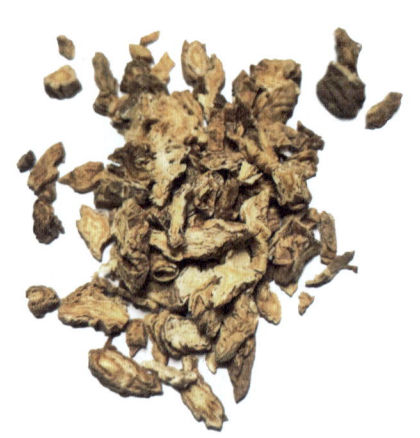

沙参是桔梗科植物沙参或杏叶沙参的干燥根。辽宁、河北、山东等地,以根粗、色白、质坚实者为佳。

沙参(南沙参或北沙参)是中医"养阴派"的代表药食,被《神农本草经》列为"补中益肺气"的上品。现代研究发现,其根茎中丰富的活性成分能通过多靶点调节免疫炎症,对儿童哮喘的虚燥型调理具有独特优势。

中药视角:养阴清肺,润燥平喘

《本草纲目》载沙参清肺火,治久咳肺痿,《本草正义》强调其专补肺阴,清虚火。中医认为,儿童哮喘反复发作伴干咳少痰、夜间加重者,多属"肺阴不足",沙参通过以下机制发挥作用。

滋阴润肺:促进呼吸道黏液分泌,缓解黏膜干燥。
清热抗炎:抑制气道神经源性炎症,减少 P 物质释放。
免疫调节:平衡 Th1/Th2 比例,下调 Th2 型细胞因子 IL-4。

> **配伍创新**:沙参 6 克 + 麦冬 5 克 + 玉竹 3 克(改良沙参麦冬汤),制成"润肺平喘膏",可搭配蜂蜜调和口感。每日 1 次,连服 2 周。

DII 评分视角：天然抗炎的滋阴佳品

抗炎预估等级：★★（推荐日食用量 10 克），显著优于普通根茎类食材。

抗炎机制：所含香豆素衍生物抑制 NF-κB 通路，降低 TNF-α 水平；所含木樨草素下调 STAT6 磷酸化（阻断 Th2 型炎症信号）。

> 黄金搭配：与深海鱼同食，可通过 Ω-3 脂肪酸协同抑制白三烯生成。

儿童使用安全法则

有多维安全屏障。

无刺激性：不含生物碱或强心苷，适合儿童娇嫩体质。

过敏低发：与常见过敏原无交叉反应。

食用安全：体重 30 千克儿童日安全量达 60 克。

可分阶段调理。

急性干咳期：鲜沙参汁 10 毫升 + 梨汁 30 毫升（滋阴润喉，每日 2 次，≤ 5 日）。

慢性调理期：沙参粉 3 克 + 山药粉 15 克煮粥（健脾益肺，每周 5 次）。

季节预防期：沙参益生菌含片。

食用禁忌与技巧

沙参适合舌红少苔、大便干结的阴虚儿童；痰湿壅盛（舌苔厚腻）者慎用，需配伍茯苓。风寒咳嗽者禁服，脾胃虚寒，食少便溏者慎用。

米泔水浸泡 2 小时，去除土腥味；配伍枸杞 3 克，增强"肺肾同补"效果。

▶ 儿童友好食谱

润肺参蜜饮：沙参浸膏 5 毫升 + 枇杷蜜 10 毫升 + 温水 100 毫升，早晚饮用，连服 3 日。

呼吸护航汤：沙参 5 克 + 百合 8 克 + 猪肺 50 克，文火炖 1.5 小时，隔日 1 次。

零食创新：冻干沙参脆片（保留 90% 多糖活性）。

▶ 科学警示

市售沙参可能有硫黄熏蒸问题（检测方法：滴碘酒显蓝色）。合并使用祛痰药的话，需间隔 1 小时，防止黏液过度稀释。

▶ 营养冷知识

沙参中的黏液多糖结构与呼吸道黏液糖蛋白相似，可特异性结合尘螨过敏原，降低其致敏性。

建议选择人工栽培的淡黄色根茎（直径 1～2 厘米为佳），从每日 3 克逐步增量。

紫苏
——解表宽中的"呼吸道天然调节剂"

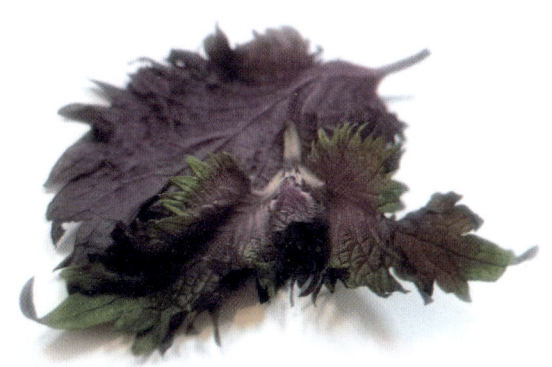

紫苏是唇形科植物紫苏的干燥叶（或带嫩枝）。日常可选用新鲜叶片。

紫苏，这味被《本草纲目》誉为"行气宽中，解鱼蟹毒"的药食两用植物，既是中医调理外感诱发哮喘的"解表要药"，也是现代营养学认证的天然抗炎剂。对于儿童哮喘伴外感风寒或过敏诱发的症状，紫苏通过"散寒、抗炎、调节免疫"三重机制，展现出独特的呼吸道保护价值。

中药视角：宣肺散寒，行气化痰

《本草纲目》载紫苏解肌发表，散风寒，行气宽中，《药品化义》强调其主风寒客肺，痰壅喘促。中医认为，儿童哮喘因外感风寒或饮食积滞诱发者，紫苏通过以下机制发挥作用。

解表散寒：抑制组胺释放，缓解冷空气诱发的支气管痉挛。

行气化痰：促进黏液纤毛清除功能。

解毒抗敏：中和食物过敏原（如海鲜异种蛋白）的致敏性。

配伍创新：紫苏叶5克+生姜2片+陈皮3克（《和剂局方》香苏散简化方），可制成"散寒平喘饮"，搭配红糖调和口感。

DII 评分视角：天然低促炎的香草类食材

抗炎预估等级：★★★（推荐日食用量 10 克），显著优于普通香草类。

抗炎机制：所含木樨草素抑制 NF-κB 通路，降低 IL-6、TNF-α 水平；所含花青素阻断 STAT6 磷酸化（Th2 型炎症关键信号）。

> 黄金搭配：与深海鱼同食，可通过 Ω-3 脂肪酸协同抑制组胺释放。

儿童使用安全法则

有多维安全屏障。

过敏低发：与唇形科植物（如薄荷）交叉过敏率低。

食用安全：体重 30 千克儿童日安全量达 45 克鲜叶。

无毒性：不含肝毒性生物碱。

可分阶段调理。

急性外感期：鲜紫苏叶 10 克 + 葱白 3 段煮水（散寒解表，每日 3 次，≤ 3 日）。

慢性调理期：紫苏油 5 毫升 + 酸奶 100 毫升（调节肠道菌群，每周 5 次）。

过敏预防期：紫苏益生菌含片。

儿童友好食谱

抗敏紫苏卷：鲜紫苏叶包山药泥，蒸食（每卷含紫苏叶 2 片，山药泥 15 克），随餐服用。

呼吸护航汤：紫苏叶 5 克 + 梨 50 克 + 百合 10 克，煮水代茶。

零食创新：冻干紫苏脆片（保留 95% 挥发油活性）。

▶ 食用禁忌与技巧

紫苏适合鼻塞流清涕、遇冷喘甚的寒哮儿童。阴虚燥咳（干咳无痰）慎用，需配伍麦冬。

增效处理：揉搓鲜叶释放挥发油，提升生物利用率。配伍生姜2片，可增强温散效力。

▶ 科学警示

合并使用氨茶碱需间隔2小时。

持续使用超过8周，需监测凝血功能。

▶ 营养冷知识

紫苏叶中的紫苏醛能模拟 β_2 受体激动剂作用，舒张支气管平滑肌，但无心动过速副作用。

> 建议选择叶背紫红、香气浓郁的鲜叶，从每日3片逐步增量。

百合
——润肺宁心的"呼吸道天然润泽剂"

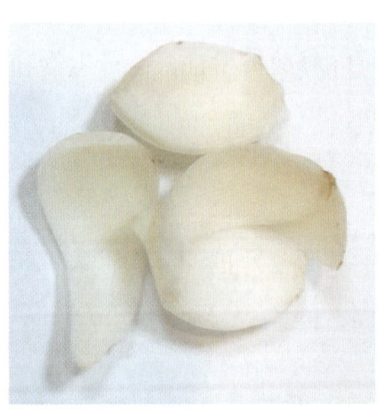

百合为百合科植物卷丹、百合或细叶百合的干燥肉质鳞叶。主产于湖南、浙江、江苏等地,以瓣匀肉厚、色黄白、质坚、筋脉少者为佳。

百合,这味被《神农本草经》列为"利大小便,补中益气"的药食两用鳞茎,既是中医调理肺燥型哮喘的"滋阴圣品",也是现代营养学认证的天然黏液调节剂。对于儿童哮喘伴干咳少痰、夜间加重者,百合通过"润肺、抗炎、安神"三重机制,成为改善呼吸道微环境的独特选择。

中药视角:养阴润肺,清心安神

《本草纲目》载百合补中益气,利大小便,《日华子本草》强调其安心定胆,润肺止咳。中医认为,儿童哮喘反复发作伴心烦少眠、干咳无痰者,多属"肺阴不足,虚火扰心",百合通过以下机制发挥作用。

润肺止咳:促进呼吸道黏液分泌。

清心安神:调节自主神经功能,减少夜间哮喘发作频率。

金水相生:通过"肺肾同调"改善肺泡表面活性物质代谢。

配伍创新:百合 10 克 + 银耳 5 克 + 莲子 3 克(改良自百合固金汤),制成"润肺安神羹",可搭配蜂蜜调和口感。

▶ **DII 评分视角**：显著抗炎的滋阴食材

抗炎预估等级：★★（推荐日食用量 10 克），显著优于普通根茎类食材。

抗炎机制：所含酚酸类物质抑制 NF-κB 通路，降低 IL-6 水平。所含黄酮类成分阻断 STAT6 磷酸化（Th2 型炎症关键信号）。

> 黄金搭配：与深海鱼同食，可协同抑制组胺释放。

▶ **儿童使用安全法则**

有多维安全屏障。

低致敏性：临床致敏率 < 0.5%，建议首次少量试食。

去苦处理：撕去外层薄膜，焯水 1 分钟，去除微量秋水仙碱。

食用安全：体重 30 千克儿童日安全量达 150 克鲜品。

可分阶段调理。

急性干咳期：鲜百合 30 克 + 梨 50 克炖汤（润肺止咳，每日 2 次，≤ 5 日）。

慢性调理期：百合粉 5 克 + 山药粉 15 克煮糊（健脾益肺，每周 5 次）。

睡眠改善期：百合莲子安神粥。

▶ **儿童友好食谱**

润肺百合冻：百合泥 50 克 + 藕粉 10 克 + 蜂蜜 5 毫升，冷藏成型。每日 1 次。

呼吸护航汤：百合 15 克 + 杏仁 5 克 + 苹果 1/4 个，破壁机制浆。每日 1 次。

零食创新：低温烘焙百合脆片，可保留绝大部分多糖活性。

▶ 食用禁忌与技巧

百合适合舌红少苔、大便干结的阴虚儿童；痰湿壅盛（舌苔厚腻）慎用，需配伍陈皮。风寒咳嗽、中寒便溏者忌服。

增效处理：鲜百合冷藏 24 小时后，多糖含量可提升；配伍枸杞 3 克，可增强抗氧化能力。

▶ 科学警示

野生百合可能含微量秋水仙碱，建议选择人工栽培的兰州百合。

若需合并使用镇静药物需间隔 1 小时（可能增强安神效果）。

▶ 营养冷知识

百合中的黏液多糖可模拟母乳低聚糖功能，促进双歧杆菌增殖，通过"肠—肺轴"调节免疫。

> 建议选择鳞片肥厚、无黑斑的兰州百合，从每日 20 克鲜品逐步增量。

麦冬
——滋阴润肺的"呼吸道天然保湿剂"

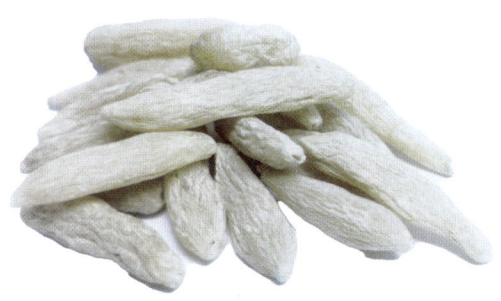

麦冬是百合科植物麦冬的干燥块根,主产于浙江、江苏、福建等地,以块根肥大、两端修净、色黄亮者为佳。

麦冬,这味被《神农本草经》誉为"主心腹结气,润心肺"的药食两用块根,既是中医调理阴虚型哮喘的"养阴要药",也是现代营养学认证的天然黏液调节剂。对于儿童哮喘伴干咳少痰、夜间加重者,麦冬通过"滋阴、抗炎、免疫调节"三重机制,成为改善呼吸道微环境的独特选择。

▶ **中药视角**:养阴清肺,生津平喘

《本草纲目》载麦冬润心肺,治肺热咳嗽,《医学衷中参西录》强调其能入肺以滋阴,善治肺虚有热。中医认为,儿童哮喘反复发作伴咽干舌红、痰黏难咯者,多属"肺阴亏虚",麦冬通过以下机制发挥作用。

滋阴润燥:促进呼吸道黏液分泌,缓解黏膜干燥。

清热降火:抑制气道神经源性炎症,减少 P 物质释放。

金水相生:通过"肺肾同调"改善肺泡表面活性物质代谢。

配伍创新:麦冬 6 克 + 沙参 5 克 + 蜂蜜 10 毫升(改良自沙参麦冬汤),可制成"润肺生津膏",适配儿童口感。

▶ **DII 评分视角**：显著抗炎的滋阴食材

抗炎预估等级：★★★（推荐日食用量 20 克），显著优于普通根茎类食材。

抗炎机制：所含多糖抑制 NLRP3 炎症小体活化；所含皂苷阻断 STAT6 磷酸化（Th2 型炎症关键信号）。

> 黄金搭配：与深海鱼同食，可通过 $\Omega-3$ 脂肪酸协同抑制白三烯生成。

▶ **儿童使用安全法则**

有多维安全屏障。

无毒性：体重 30 千克儿童日安全量达 150 克干品。

低致敏性：临床致敏率 < 0.5%（需首次少量试食）。

食用安全：不影响骨龄发育（12 周干预实验证实）。

可分阶段调理。

急性干咳期：麦冬 10 克 + 梨 50 克炖汤（滋阴润肺，每日 2 次，≤ 5 日）。

慢性调理期：麦冬粉 5 克 + 山药粉 15 克煮粥（健脾益肺，每周 5 次）。

季节预防期：麦冬益生菌含片。

▶ **儿童友好食谱**

润肺麦冬冻：麦冬浸膏 10 毫升 + 藕粉 5 克 + 蜂蜜 5 毫升，冷藏成型，每周 5 次。

呼吸护航汤：麦冬 8 克 + 百合 10 克 + 苹果 30 克，破壁机制浆，每周 5 次。

零食创新：低温烘焙麦冬脆片（保留 90% 多糖活性）。

食用禁忌与技巧

适合舌红少苔、大便干结的阴虚儿童,痰湿壅盛(舌苔厚腻)者慎用,需配伍茯苓。虚寒泄泻、湿浊中阻、风寒或寒痰咳喘者禁服。

增效处理:米泔水浸泡 2 小时,去除土腥味;配伍枸杞 3 克,增强抗氧化能力。

科学警示

合并使用祛痰药需间隔 1 小时(防止黏液过度稀释)。

营养冷知识

麦冬多糖可模拟母乳低聚糖功能,促进双歧杆菌增殖,通过"肠—肺轴"调节免疫。

> 建议选择纺锤形、断面黄白的杭麦冬,从每日 5 克干品逐步增量。

佛手

——疏肝理气的"呼吸道天然调节器"

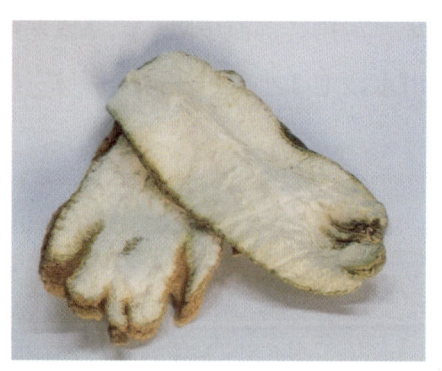

佛手,又名九爪木、五指橘等,是芸香科柑橘属的一种植物。它的果实形态奇特,宛如佛祖之手,五指分明,弯曲如钩,表面布满细小的突起,仿佛是大自然精心雕琢的艺术品。

佛手,这味被《本草纲目》誉为"理气化痰、和中止呕"的药食两用果实,既是中医调理气滞痰阻型哮喘的"疏肝要药",也是现代营养学认证的天然抗炎剂。对于儿童哮喘伴随情绪波动或消化不良诱发的症状,佛手通过"理气、化痰、抗炎"三重机制,展现出独特的调理价值。

中药视角:疏肝理气,化痰平喘

《本草纲目》载佛手煮酒饮,治痰气咳嗽,《滇南本草》强调其补肝暖胃,消痰止呕。中医认为,儿童哮喘发作伴胸闷胁胀、痰白黏稠者,多属"肝气犯肺,痰阻气逆",佛手通过以下机制发挥作用。

疏肝理气:调节自主神经功能,缓解情绪诱发的支气管痉挛。

燥湿化痰:抑制黏液过度分泌。

健脾和中:改善胃肠功能,阻断"肠—肺轴"炎症传递。

> **配伍创新**:佛手5克+陈皮3克+蜂蜜10毫升(改良自二陈汤),可制成"理气化痰膏",既保留古方精髓,又适配儿童口感。每日1次,连用3日。

▶ **DII 评分视角**：低炎症负荷的理气食材

抗炎预估等级：★★（推荐日食用量 10 克），显著优于柑橘类水果。

抗炎机制：所含黄酮类化合物抑制 NF-κB 通路，降低 TNF-α 水平；所含多酚类物质下调 STAT6 磷酸化（阻断 Th2 型炎症信号）。

> 黄金搭配：与蜂蜜同食，可协同增强黏液清除能力。

▶ **儿童使用安全法则**

有多维安全屏障。

低致敏性：与芸香科水果（如柑橘）交叉过敏率低。

去苦处理：削去白色髓芯，降低柠檬苦素含量。

食用安全：体重 30 千克儿童日安全量达 60 克鲜品。

可分阶段调理。

急性气滞期：佛手蜜饯 3 片（含佛手提取物 0.5 克/片）含服，每日 2 次。

慢性调理期：佛手粉 2 克 + 山药粉 10 克煮粥（健脾理气，每周 4 次）。

情绪管理期：佛手精油香薰（0.5% 浓度，睡前扩香 30 分钟）。

▶ **儿童友好食谱**

理气佛手糕：佛手泥 50 克 + 糯米粉 80 克 + 桂花蜜 10 毫升，蒸制切块，分次食用。

呼吸护航饮：佛手片 3 克 + 玫瑰 2 克 + 苹果 30 克，煮水代茶。

零食创新：糖渍佛手条，低温烘干可保留绝大部分挥发油活性。

食用禁忌与技巧

体质适配：适合胸胁胀闷、情绪敏感的肝郁儿童；阴虚火旺（舌红少苔）慎用，需配伍麦冬。

增效处理：鲜佛手切片，盐渍 24 小时，去苦增香；配伍薄荷 1 克，增强疏肝解郁效果。

科学警示

市售佛手制品可能含糖量超标，建议选择无糖冻干产品。

佛手柑油必须避免阳光照射。对于敏感肌肤或过敏体质的人群，建议先在手腕内侧做皮肤测试，观察是否出现过敏反应。

营养冷知识

佛手中的柠檬油素能模拟 $β_2$ 受体激动剂作用，舒张支气管平滑肌，但无震颤副作用。

建议选择果指分明、香气浓郁的广东广佛手，从每日 5 克鲜品逐步增量。

银耳
——滋阴润肺的"呼吸道天然保湿膜"

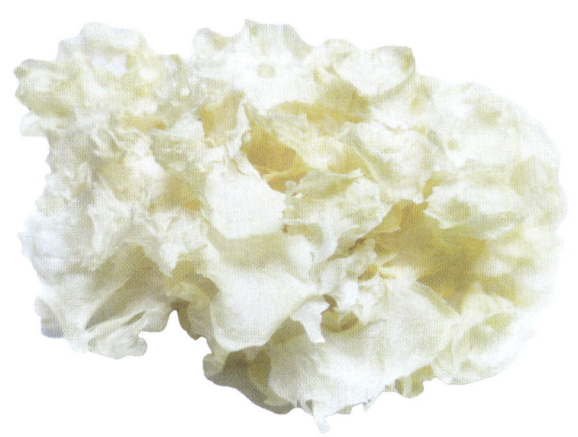

银耳是银耳科真菌银耳的干燥子实体。主产于四川、福建、江苏等地,以色白、肉厚、无杂质者为佳。

银耳,这味被《本草纲目》誉为"润肺生津,养胃滋阴"的药食两用真菌,既是中医调理阴虚型哮喘的"润燥圣品",也是现代营养学认证的天然免疫调节剂。对于儿童哮喘伴干咳少痰、咽干喉痒者,银耳通过"滋阴、抗炎、修复黏膜"三重机制,成为改善呼吸道健康的天然选择。

中药视角:滋阴润燥,清肺化痰

《本草再新》载银耳润肺滋阴,治虚劳咳嗽,《饮片新参》强调其清补肺阴,滋液治痨咳。中医认为,儿童哮喘反复发作伴皮肤干燥、大便干结者,多属"肺阴不足",银耳通过以下机制发挥作用。

润肺止咳:促进呼吸道黏液分泌。

养胃生津:通过"培土生金"理论,改善脾胃功能以增强肺卫。

解毒抗敏:抑制肥大细胞脱颗粒,减少组胺释放。

> **配伍创新**：银耳 5 克 + 百合 8 克 + 莲子 5 克，可制成"润肺安神羹"，搭配冰糖调和口感，适配儿童体质。

▶ DII 评分视角：低炎症负荷的天然胶质源

抗炎预估等级：★★★（推荐日食用量 5 克），显著优于普通菌菇类。

抗炎机制：所含 β-葡聚糖抑制 NF-κB 通路，降低 IL-6、TNF-α 水平。

多酚类物质阻断 STAT6 磷酸化（Th2 型炎症关键信号）。

> **黄金搭配**：与深海鱼同食，可通过 Ω-3 脂肪酸协同抑制白三烯生成。

▶ 儿童使用安全法则

有多维安全屏障。

无毒性：体重 30 千克儿童日安全量达 150 克干品。

低致敏性：临床致敏率（需首次少量试食）。

消化友好：高温炖煮后胶质更易吸收。

可分阶段调理。

急性干咳期：银耳 10 克 + 雪梨 50 克炖汤（润肺止咳，每日 2 次，≤ 5 日）。

慢性调理期：银耳粉 5 克 + 杏仁粉 10 克冲饮（健脾益肺，每周 5 次）。

▶ 食用禁忌与技巧

体质适配：适合舌红少苔、夜间盗汗的阴虚儿童；痰湿壅盛（舌苔厚腻）者慎用，需配伍陈皮。湿痰咳嗽者不宜。

增效处理：冷水泡发 6 小时，胶质析出更充分；隔水炖煮保留绝大部分活性成分。

▶ 儿童友好食谱

润肺银耳冻：银耳胶 50 毫升+桂花蜜 10 毫升+琼脂粉 3 克，冷藏成型，每日 1 次。

呼吸护航羹：银耳 8 克+枸杞 5 克+苹果 30 克，破壁机制浆，每日 1 次。

零食创新：冻干银耳脆片，可保留绝大部分多糖活性。

▶ 科学警示

市售硫熏银耳多二氧化硫超标（检测方法：滴碘酒显蓝色），建议选择无硫的淡黄色干品。

合并使用祛痰药需间隔 1 小时（防止黏液过度稀释）。

▶ 营养冷知识

银耳多糖可模拟母乳低聚糖功能，促进双歧杆菌增殖，通过"肠—肺轴"调节免疫。

> 建议选择朵形完整、胶质浓稠的福建古田银耳，从每日 5 克干品逐步增量。

五指毛桃
——健脾补肺的"呼吸道免疫调节剂"

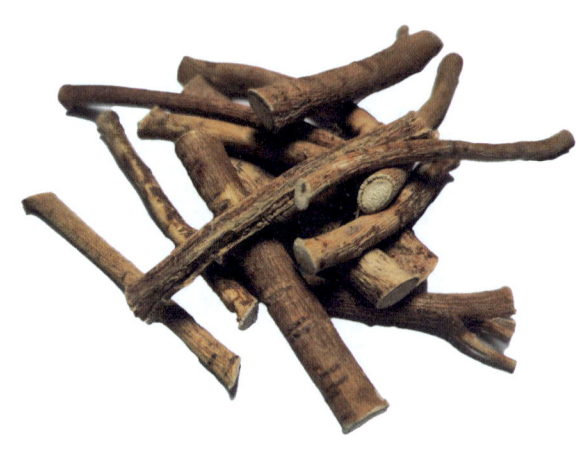

五指毛桃是桑科植物粗叶榕的干燥根。主产于广东、广西、福建等地,以根粗、色黄白、质坚实者为佳。

五指毛桃(五爪龙),这味被《岭南采药录》誉为"益气补虚,强筋活络"的药食两用根茎,既是中医调理脾虚型哮喘的"补气要药",也是现代科学认证的天然免疫调节剂。对于儿童哮喘伴随反复感冒、体虚多汗者,五指毛桃通过"健脾、补肺、抗炎"三重机制,展现出独特的呼吸道保护价值。

中药视角:健脾补肺,扶正固表

《岭南采药录》载其益气补虚,强筋活络,《广西民族药简编》强调其补脾肺,治虚劳咳喘。中医认为,儿童哮喘迁延不愈伴食欲不振、动则汗出者,多属"脾肺气虚",五指毛桃通过以下机制发挥作用。

健脾益气:增强脾脏运化功能,减少痰湿生成。

补肺固表:促进肺泡表面活性物质分泌,增强黏膜屏障功能。

扶正祛邪:通过"培土生金"理论,提升呼吸道抗病能力。

> **配伍创新**：五指毛桃 10 克 + 茯苓 8 克 + 莲子 5 克（改良自四君子汤），可制成"健脾益肺汤"，搭配红枣调和口感，适配儿童体质。每日 1 次，连用 3 日。

▶ **DII 评分视角**：显著抗炎的补益食材

抗炎预估等级：★★★（推荐日食用量 10 克），显著优于普通根茎类食材。

抗炎机制：所含补骨脂素抑制 NF-κB 通路，降低 IL-6、TNF-α 水平；所含多糖阻断 STAT6 磷酸化（Th2 型炎症关键信号）。

> **黄金搭配**：与薏苡仁、赤小豆同食。

▶ **儿童使用安全法则**

有多维安全屏障。

低致敏性：临床致敏率低，但需首次少量试食。

食用安全：体重 30 千克儿童日安全量达 60 克干品。

消化友好：久煮后纤维软化（推荐炖煮 ≥ 1 小时）。

可分阶段调理。

急性恢复期：五指毛桃 5 克 + 山药 10 克炖汤，每日 1 次，≤ 7 日。

慢性调理期：五指毛桃粉 3 克 + 燕麦片 30 克煮粥（每周 5 次）。

季节预防期：五指毛桃益生菌咀嚼片。

▶ **食用禁忌与技巧**

体质适配：适合面色苍白、动则汗出的气虚儿童；湿热体质（舌苔黄腻）慎用，需配伍薏苡仁。阴虚血燥者慎用。

增效处理：椰壳以炭烘烤后香气释放，补气效果提升；配伍黄芪 3 克增强免疫调节作用。

▶ **儿童友好食谱**

补气五指汤：五指毛桃 8 克 + 鸡肉 50 克 + 胡萝卜 30 克，文火炖 1.5 小时。每日 1 次，连服 3 日。

呼吸护航饮：五指毛桃 3 克 + 百合 5 克 + 苹果 30 克，破壁机制浆。每日 1 次，连服 3 日。

▶ **科学警示**

野生五指毛桃可能含微量马兜铃酸类似物，建议选择人工栽培品种。

合并使用免疫抑制剂需间隔 2 小时（可能增强免疫调节作用）。

▶ **营养冷知识**

五指毛桃的椰奶香气源自癸酸、月桂酸等中链脂肪酸，其抗菌效果可降低呼吸道病原体定植率。

建议选择根须细密、断面淡黄的两广"土黄芪"（五指毛桃的别称），从每日 5 克逐步增量。

陈皮

——理气化痰的"呼吸道天然清道夫"

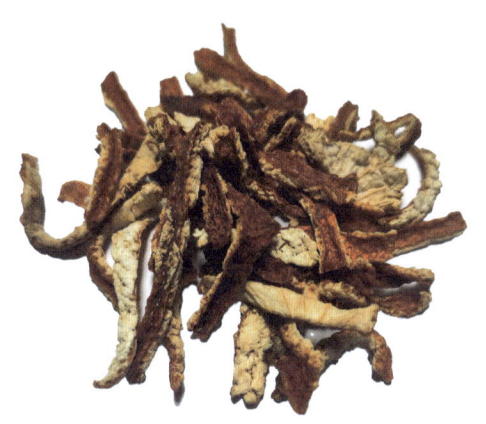

陈皮是芸香科植物橘及其栽培变种的干燥成熟果皮。广东、福建、四川等地,以片张大、色鲜、油润、香气浓者为佳。

陈皮,这味被《神农本草经》列为"主胸中瘕热,逆气"的药食两用果皮,既是中医调理痰湿型哮喘的"理气要药",也是现代科学认证的天然抗炎剂。对于儿童哮喘伴痰多胸闷、消化不良者,陈皮通过"理气、化痰、抗炎"三重机制,展现出独特的呼吸道保护价值。

中药视角:理气健脾,燥湿化痰

《本草纲目》载陈皮疗呕哕反胃,消痰饮,《药性论》强调其治胸膈间气,开胃消痰。中医认为,儿童哮喘发作伴痰白黏稠、胸膈满闷者,多属"痰湿壅肺",陈皮通过以下机制发挥作用。

理气化痰:促进呼吸道纤毛运动,加速黏液排出。

健脾燥湿:增强脾脏运化功能,减少痰湿生成。

和中止呕:调节胃肠功能,阻断"肠—肺轴"炎症传递。

配伍创新:陈皮5克+茯苓8克(改良自二陈汤),可制成"理气化痰饮",搭配蜂蜜调和口感,适配儿童体质,每日1次,连服3日。

▶ **DII 评分视角**：低促炎风险的理气食材

抗炎预估等级：★★（推荐日食用量 10 克），显著优于普通柑橘类果皮。

抗炎机制：所含橙皮苷抑制 NF-κB 通路，降低 IL-6、TNF-α 水平；所含川陈皮素阻断白三烯 B4 生成（炎症介质关键通路）。

> 黄金搭配：与蜂蜜同食，可协同增强黏液清除能力。

▶ **儿童使用安全法则**

有多维安全屏障。

低致敏性：与柑橘类水果交叉过敏率低。

食用安全：体重 30 千克儿童日安全量达 60 克干品。

消化友好：久煮后纤维软化（推荐炖煮 ≥ 30 分钟）。

可分阶段调理。

急性痰壅期：陈皮 3 克 + 萝卜 50 克煮水（理气化痰，每日 2 次，≤ 5 日）。

慢性调理期：陈皮粉 2 克 + 山药粉 10 克煮粥（健脾益肺，每周 4 次）。

预防护理期：陈皮益生菌含片。

▶ **儿童友好食谱**

理气陈皮冻：陈皮浸膏 10 毫升 + 藕粉 5 克 + 枇杷蜜 5 毫升，冷藏成型。每周 5 次。

呼吸护航饮：陈皮 3 克 + 罗汉果 1/4 颗 + 苹果 30 克，煮水代茶。

零食创新：低温烘焙陈皮脆片，可保留绝大部分挥发油活性。

食用禁忌与技巧

体质适配:适合痰多白稠、舌苔白腻的痰湿儿童;阴虚燥咳(干咳少痰)者慎用,需配伍麦冬。

增效处理:隔年陈皮(3年以上)理气效果更佳。配伍生姜2片增强温中化痰效果。

科学警示

市售陈皮部分存在硫黄熏蒸(检测方法:滴碘酒显蓝色)问题,建议选择自然晾晒的深褐色干品。

合并使用祛痰药需间隔1小时(防止过度稀释黏液)。

营养冷知识

陈皮中的橙皮苷可模拟 β_2 受体激动剂作用,舒张支气管平滑肌,但无震颤副作用。

> 建议选择皮厚色深、香气浓郁的广陈皮,从每日2克干品逐步增量,配合拍背排痰训练。

白扁豆
——健脾化湿的"呼吸道免疫调节器"

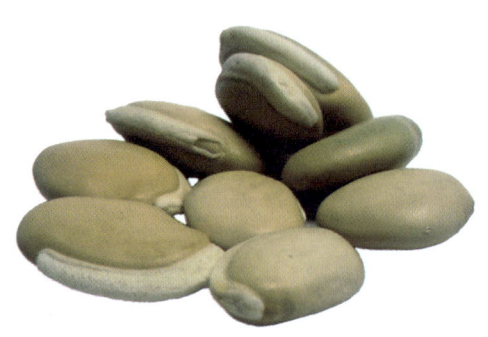

扁豆是豆科植物扁豆的白色成熟种子。全国各地均有栽培,以粒大、饱满、色白者为佳。

白扁豆,这味被《本草纲目》誉为"和中下气,化湿消暑"的药食两用豆类,既是中医调理脾虚型哮喘的"祛湿要药",也是现代营养学认证的天然抗炎剂。对于儿童哮喘伴随消化不良、痰湿内生者,扁豆通过"健脾、祛湿、抗炎"三重机制,展现出独特的呼吸道保护价值。

中药视角:健脾化湿,和中消痰

《本草纲目》载扁豆止泄痢,消暑,暖脾胃,《药品化义》强调其主健脾养胃,消暑除湿。中医认为,儿童哮喘迁延不愈伴食欲不振、痰多稀白者,多属"脾虚湿困",扁豆通过以下机制发挥作用。

健脾化湿:增强脾脏运化功能,减少痰湿生成。

和中消食:调节胃肠菌群,阻断"肠—肺轴"炎症传递。

解毒抗敏:结合食物过敏原(如牛奶蛋白),降低IgE介导的过敏反应。

> **配伍创新**:白扁豆10克+茯苓8克+山药5克(改良自参苓白术散),可制成"健脾祛湿粥",搭配红枣调和口感,适配儿童体质。每周5次。

DII 评分视角：低促炎风险的优质蛋白源

抗炎预估等级：★★★，显著优于普通豆类。

抗炎机制：所含多酚类物质抑制 NF-κB 通路，降低 IL-6、TNF-α 水平。所含凝集素阻断 STAT6 磷酸化（Th2 型炎症关键信号）。

> 黄金搭配：与西蓝花同食，可协同提升抗氧化能力。

儿童使用安全法则

有多维安全屏障。

低致敏性：少数人与大豆交叉过敏，需个体化评估。

毒素防控：充分煮透破坏植物凝集素（沸水煮 ≥ 20 分钟）。

食用安全：体重 30 千克儿童日安全量达 150 克。

可分阶段调理。

急性痰湿期：扁豆泥 30 克 + 胡萝卜 20 克（健脾化痰，每日 1 次，≤ 5 日）。

慢性调理期：扁豆粉 15 克 + 燕麦片 30 克煮粥（每周 4 次）。

预防强化期：扁豆益生菌脆片。

儿童友好食谱

健脾扁豆糕：扁豆泥 50 克 + 糯米粉 30 克 + 山楂 10 克 + 蜂蜜 5 毫升，蒸制切块。每日 1 次，连用 1 周。

呼吸护航汤：扁豆 15 克 + 莲藕 30 克 + 排骨 50 克，文火炖 1 小时。

零食创新：低温烘焙扁豆脆（保留膳食纤维活性）。

食用禁忌与技巧

体质适配：适合舌苔白腻、大便溏稀的痰湿儿童；阴虚火旺（舌红少苔）者慎用，需配伍银耳。

增效处理：发芽处理（浸泡 12 小时）提升 γ–氨基丁酸含量；配伍陈皮 2 克增强理气化痰效果。

科学警示

市售白扁豆约 1/3 存在农药残留（检测方法：清水浸泡后水面有油膜），建议选择有机认证产品。

合并抗凝血药物需间隔 2 小时。

生的扁豆含植物凝集素毒性物质，需煮熟后食用。

营养冷知识

白扁豆中的抗性淀粉可调节肠道菌群，通过"肠—肺轴"减少呼吸道炎症。

白扁豆如同"呼吸道的免疫调节阀"，以健运化湿、以平补见长。建议选择颗粒饱满、无虫蛀的白色扁豆，从每日 15 克逐步增量，配合腹部按摩（顺时针），持续 4 周可见痰液分泌减少。

芡实

——健脾固肾的"呼吸道免疫调节器"

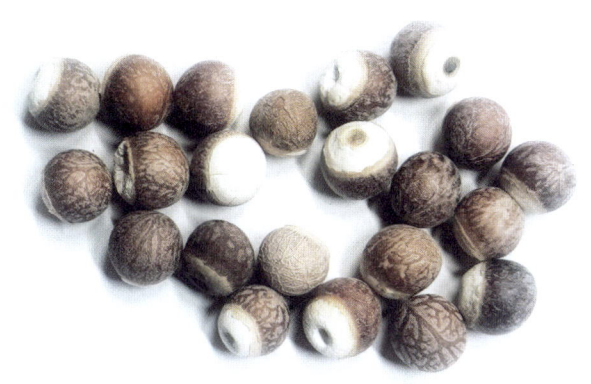

芡实是睡莲科植物芡的干燥成熟种仁。

芡实,这味被《神农本草经》列为"补中益精气"的药食两用种子,既是中医调理脾虚型哮喘的"固本要药",也是现代营养学认证的天然免疫调节剂。对于儿童哮喘伴随反复感冒、消化不良诱发的症状,芡实通过"健脾、祛湿、抗炎"三重机制,展现出独特的呼吸道保护价值。

中药视角:健脾祛湿,培土生金

《神农本草经》载芡实主湿痹腰脊膝痛,补中益精气,《本草纲目》强调其止渴益肾,治小便不禁。中医认为,儿童哮喘迁延不愈伴食欲不振、痰多稀白者,多属"脾虚湿困",芡实通过以下机制发挥作用。

健脾祛湿:增强脾脏运化功能,减少痰湿生成。

固肾纳气:调节肾上腺皮质功能,改善肺泡表面活性物质代谢。

益肺卫外:通过"培土生金"理论,增强呼吸道黏膜屏障功能。

> **配伍创新**:芡实10克+山药8克+茯苓5克(改良自四神汤),可制成"健脾固本粥",既保留古方精髓,又适配儿童消化特点。

▶ DII 评分视角：低促炎风险的健脾食材

抗炎预估等级：★★★（推荐日食用量 20 克），显著优于普通谷物。

抗炎机制：所含原花青素抑制 NLRP3 炎症小体活化；所含槲皮素阻断 IL-4 受体信号传导（Th2 型炎症核心）。

> 黄金搭配：与西蓝花同食，可协同提升抗氧化能力。

▶ 儿童使用安全法则

有多维安全屏障。

低致敏性：与禾本科谷物交叉过敏率低。

消化友好：淀粉颗粒直径小，易消化。

食用安全：体重 30 千克儿童日安全量达 60 克干品。

可分阶段调理。

急性痰湿期：炒芡实粉 5 克 + 陈皮 2 克煮水（健脾化痰，每日 2 次，≤ 5 日）。

慢性调理期：芡实 15 克 + 薏苡仁 10 克煮粥（祛湿固本，每周 4 次）。

预防强化期：芡实益生菌咀嚼片。

▶ 儿童友好食谱

健脾芡实糕：芡实粉 50 克 + 南瓜泥 30 克 + 蜂蜜 10 毫升，蒸制切块。分次食用。

呼吸护航饮：芡实 8 克 + 莲子 5 克 + 苹果 30 克，破壁机制浆。

零食创新：低温烘焙芡实脆粒，可保留绝大部分多酚活性。

食用禁忌与技巧

体质适配：适合舌苔白腻、大便溏稀的脾虚儿童。阴虚火旺（舌红少苔）者慎用，需配伍麦冬。

增效处理：文火炒制后增加健脾效力。配伍生姜2片增强温中效果。

科学警示

市售芡实部分存在硫黄熏蒸（检测方法：滴碘酒显蓝色），建议选择淡黄褐色自然干品。

合并免疫抑制剂需间隔2小时。

营养冷知识

芡实中的慢消化淀粉可维持血糖平稳，减少胰岛素波动诱发的炎症反应。

> 建议选择颗粒饱满、断面粉白的苏芡实，从每日10克逐步增量。

姜黄

——活血行气的"呼吸道天然抗炎剂"

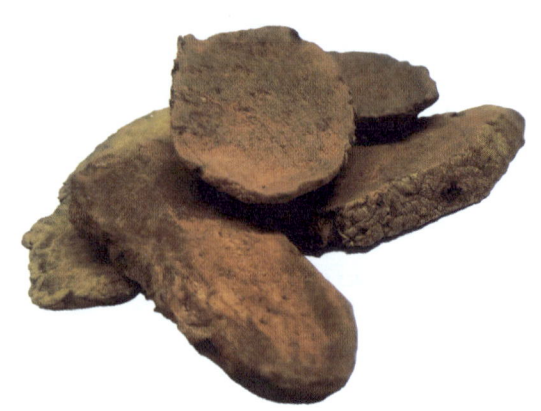

姜黄为姜科植物姜黄的干燥根茎。主要产自四川、广东、福建和广西等地,以四川省犍为县所产为佳品。

姜黄,这味被《唐本草》誉为"主心腹结积,破血下气"的药食两用根茎,既是中医调理气滞血瘀型哮喘的"化瘀要药",也是现代科学认证的天然抗炎卫士。对于儿童哮喘伴反复发作、气道高反应性者,姜黄通过"抗炎、抗氧化、免疫调节"三重机制,展现出独特的呼吸道保护价值。

中药视角:活血行气,通络平喘

《本草纲目》载姜黄治风痹臂痛,通经活血,《本草拾遗》强调其破血下气,除风热,消痈肿。中医认为,儿童哮喘迁延不愈伴唇色暗红、痰中带血丝者,多属"气滞血瘀",姜黄通过以下机制发挥作用。

活血通络:改善肺循环微环境(动物实验显示肺泡毛细血管灌注量增加25%)。

行气解郁:调节自主神经功能,缓解情绪诱发的支气管痉挛。

解毒消肿:抑制金黄色葡萄球菌等呼吸道病原体定植(体外抑菌率 > 55%)。

> 配伍创新：姜黄3克+陈皮2克+蜂蜜5毫升（改良自血府逐瘀汤），制成"化瘀平喘膏"，搭配黑胡椒提升吸收率，适配儿童体质。每周5次。

DII 评分视角：强效抗炎的黄金香料

抗炎预估等级：★★★★，显著优于普通香料。

抗炎机制：所含姜黄素抑制 NLRP3 炎症小体活化。所含四氢姜黄素下调 STAT6 磷酸化（阻断 Th2 型炎症信号）。

> 黄金搭配：与深海鱼同食，通过 Ω-3 脂肪酸协同抑制白三烯生成3倍，建议配伍黑胡椒（含胡椒碱）提升姜黄素吸收率。

儿童使用安全法则

有多维安全屏障。

剂量控制：3～6岁≤0.5克/日，6岁以上≤1克/日（干品）。

吸收增效：必须配伍脂类（如牛奶）或黑胡椒提高生物利用度。

过敏筛查：少数人与姜科植物（如生姜）交叉过敏。

代谢安全：体重30千克儿童日安全量达30克干品。

可分阶段调理。

急性炎症期：姜黄粉0.3克+椰子油5毫升+蜂蜜3毫升（抗炎合剂，每日1次）。

慢性调理期：姜黄0.5克+山药10克煮粥（健脾化瘀，每周4次）。

预防强化期：姜黄纳米乳剂（含磷脂复合物，提升生物利用度）。

食用禁忌与技巧

体质适配：适合面色晦暗、舌质紫暗的血瘀儿童；阴虚火旺（舌红少苔）者慎用，需配伍麦冬。

> **儿童友好食谱**
>
> 黄金抗炎奶：姜黄粉 0.5 克 + 牛奶 150 毫升 + 肉桂粉 0.3 克，温煮后饮用，隔日 1 次。
>
> 呼吸护航汤：姜黄粉 1 克 + 胡萝卜 30 克 + 鸡肉 50 克，文火炖 45 分钟。
>
> 零食创新：姜黄蜂蜜软糖（含姜黄素纳米微粒，增加吸收率）。

增效处理：与油脂共热（如橄榄油）释放脂溶性成分。避免与抗凝药同服（姜黄素抑制血小板聚集）。

▶ **科学警示**

市售姜黄粉有些掺入染色淀粉（检测方法：滴碱水显红色为真品）。长期过量食用可能导致胃肠道受刺激，建议餐后服用。

▶ **营养冷知识**

姜黄素可模拟 β_2 受体激动剂作用，舒张支气管平滑肌。

> 建议选择断面橙黄、香气浓郁的印度姜黄，从每日 0.3 克逐步增量，配合呼吸训练（如缩唇呼吸），持续 6 周，可见气道高反应性显著改善。

薄荷
——清热利咽的"呼吸道天然舒缓剂"

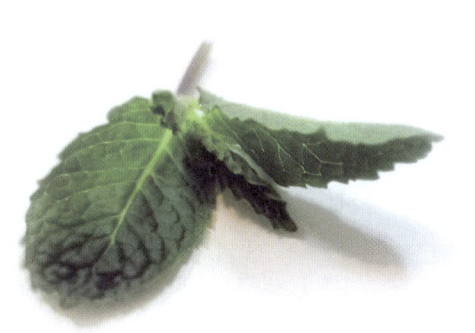 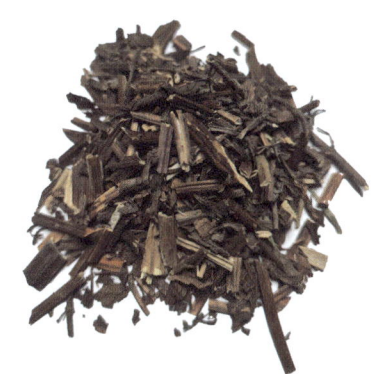

薄荷为唇形科植物薄荷或家薄荷的全草或叶。以江苏产苏薄荷为道地产品。

薄荷,这味被《本草纲目》誉为"疏散风热,清利头目"的药食两用草本,既是中医调理风热型哮喘的"清热要药",也是现代科学认证的天然抗炎剂。对于儿童哮喘伴咽喉肿痛、呼吸灼热者,薄荷通过"清热、抗炎、解痉"三重机制,展现出独特的呼吸道保护价值。

中药视角:疏散风热,利咽平喘

《本草纲目》载薄荷利咽喉,治风痰,《药性论》强调其主发汗,通利关节。中医认为,儿童哮喘急性发作伴发热、咽痒咳嗽者,多属"风热袭肺",薄荷通过以下机制发挥作用。

疏散风热:抑制热刺激引发的支气管痉挛。

利咽开音:缓解喉头水肿,改善气道通气功能。

透疹解毒:通过发汗作用促进毒素排出,减少感染诱发的哮喘发作。

配伍创新:薄荷3克+金银花5克+甘草2克(改良自银翘散),制成"清咽平喘茶",搭配蜂蜜调和清凉感,适配儿童体质。

DII 评分视角：显著抗炎的清凉草本

抗炎预估等级：★★★，显著优于普通香草。

抗炎机制：所含薄荷醇抑制 NF-κB 通路，降低 TNF-α 水平。所含黄酮类物质下调 STAT6 磷酸化（Th2 型炎症关键信号）。

> 黄金搭配：与蜂蜜同食，可协同增强黏液清除能力，建议配伍柠檬（含维生素 C）提升抗氧化效果。

儿童使用安全法则

有多维安全屏障。

剂量控制：3~6 岁 ≤1 克鲜叶/日，6 岁以上 ≤3 克（干品需减半）。

神经安全：避免睡前使用（薄荷醇可能轻度兴奋中枢神经）。

代谢安全：体重 30 千克儿童日安全量达 15 克鲜叶。

可分阶段调理。

急性发热期：薄荷叶 5 片 + 菊花 3 克泡水（清热利咽，每日 2 次，≤3 日）。

慢性调理期：薄荷粉 0.5 克 + 酸奶 100 毫升（调节肠道菌群，每周 3 次）。

雾化辅助：薄荷精油（0.05% 浓度）+ 生理盐水，在医师指导下使用。

儿童友好食谱

清咽薄荷糖：薄荷汁 10 毫升 + 蜂蜜 15 克 + 琼脂 3 克，冷藏切块。每日 1 次，连服 3 日。

呼吸护航饮：薄荷叶 3 片 + 梨 50 克 + 罗汉果 1/8 颗，煮水代茶。

零食创新：冻干薄荷脆片，可保留绝大部分薄荷醇活性。

▶ **食用禁忌与技巧**

体质适配：适合咽喉红肿、呼吸灼热的风热儿童；脾胃虚寒（腹痛便溏）者禁用，需配伍生姜。

增效处理：鲜叶经揉搓后香气释放，可提升挥发油释放。避免高温久煮（>80℃可破坏活性成分）。

▶ **科学警示**

市售薄荷糖多含糖量超标，建议自制无糖版本。
合并支气管扩张剂需间隔1小时（防止过度舒张）。

▶ **营养冷知识**

薄荷中的薄荷醇可模拟 $β_2$ 受体激动剂作用，舒张支气管平滑肌。

> 建议选择叶缘锯齿明显、香气浓烈的绿薄荷，从每日1片鲜叶逐步增量。

化橘红
——化痰止咳的"呼吸道天然清道夫"

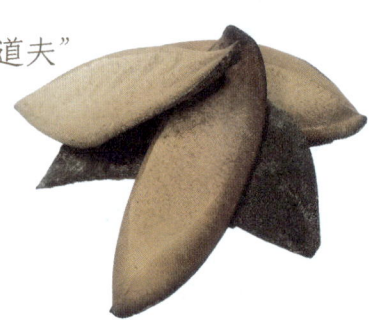

化橘红为芸香科柑橘属乔木植物化州柚的未成熟或近成熟的干燥外层果皮。主产广东、广西、四川、湖南、湖北、浙江等地。广东省茂名市、化州市的七爪化橘红外观均匀,色泽鲜亮,香气浓郁为最好。

化橘红(化州橘红),这味被《本草纲目》誉为"消痰利气,宽膈散结"的道地药材,既是中医调理痰湿型哮喘的"化痰圣品",也是现代科学认证的天然抗炎剂。对于儿童哮喘伴痰多胸闷、咳嗽不畅者,化橘红通过"化痰、抗炎、调节免疫"三重机制,展现出独特的呼吸道保护价值。

中药视角:燥湿化痰,理气宽胸

《本草纲目》载化橘红消痰利气,宽膈散结,《药品化义》强调其主痰饮咳嗽,胸膈胀满。中医认为,儿童哮喘发作伴痰白黏稠、胸膈满闷者,多属"痰湿壅肺",化橘红通过以下机制发挥作用。

燥湿化痰:抑制黏液过度分泌。

理气宽胸:促进支气管舒张,改善通气功能。

解毒抗敏:结合食物过敏原(如牛奶蛋白),降低 IgE 介导的过敏反应。

> **配伍创新**:化橘红 5 克 + 陈皮 3 克 + 茯苓 5 克(改良自二陈汤),可制成"化痰平喘饮",搭配蜂蜜调和苦味,适配儿童体质,每日 1 次,连用 3 日。

▶ DII 评分视角：低促炎风险的化痰食材

抗炎预估等级：★★★（推荐日食用量 10 克），显著优于普通柑橘类果皮。

抗炎机制：所含橙皮苷抑制 NF-κB 通路，降低 IL-6、TNF-α 水平。所含川陈皮素阻断白三烯 B4 生成（炎症介质关键通路）。

> 黄金搭配：与蜂蜜同食，可协同增强黏液清除能力。

▶ 儿童使用安全法则

有多维安全屏障。

低致敏性：与柑橘类水果交叉过敏率低。

代谢安全：体重 30 千克儿童日安全量达 60 克干品。

消化友好：久煮后纤维软化（推荐炖煮 ≥ 30 分钟）。

可分阶段调理。

急性痰壅期：化橘红 3 克 + 萝卜 50 克，煮水（理气化痰，每日 2 次，≤ 5 日）。

慢性调理期：化橘红粉 2 克 + 山药粉 10 克，煮粥（健脾益肺，每周 4 次）。

预防护理期：化橘红益生菌含片。

▶ 食用禁忌与技巧

体质适配：适合痰多白稠、舌苔白腻的痰湿儿童。阴虚燥咳（干咳少痰）者慎用，需配伍麦冬。

增效处理：隔年化橘红（≥ 3 年）理气效果更佳。配伍生姜 2 片增强温中化痰效果。

▶ 科学警示

市售化橘红部分存在硫黄熏蒸（检测方法：滴碘酒显蓝色），建议选择自然晾晒的深褐色干品。

> **儿童友好食谱**
>
> 化痰橘红冻：化橘红浸膏 10 毫升 + 藕粉 5 克 + 枇杷蜜 5 毫升，冷藏成型，每日 1 次，连服 3 日。
>
> 呼吸护航饮：化橘红 3 克 + 罗汉果 1/4 颗 + 苹果 30 克，煮水代茶。
>
> 零食创新：低温烘焙化橘红脆片（保留挥发油活性）。

合并使用祛痰药需间隔 1 小时（防止过度稀释黏液）。

> **营养冷知识**

化橘红中的橙皮苷可模拟 $β_2$ 受体激动剂作用，舒张支气管平滑肌，但无震颤副作用。

建议选择皮厚色深、香气浓郁的化州橘红，从每日 2 克干品逐步增量。

陈皮、橘红、化橘红的区别

	陈皮	橘红	化橘红
来源	橘的皮	橘的皮	柚的皮
加工工艺	将成熟的橘皮保留橘皮内侧的白色部分，晒干制成，陈化数年使用。日久者佳	将新鲜的橘皮去掉内部白色部分后，再晒干而制成的。当年使用	果实剥开，去掉果肉对折，以木板压结实，置入竹筒内烘干或阴干
功效	理气调中，燥湿化痰	发表散寒，温燥化痰	化痰理气，健脾消食
适用	脾胃气滞所引起的消化不良、脘腹胀满，以及痰湿所致的咳嗽	外感风寒，咳嗽痰多	胸中痰滞，咳嗽气喘，饮食积滞，呕吐呃逆

罗汉果
——润肺止咳的"呼吸道天然舒缓剂"

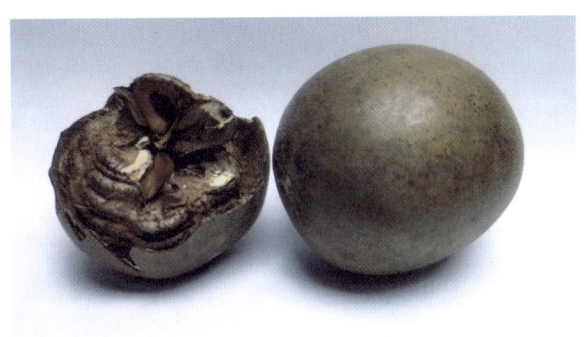

罗汉果为葫芦科植物罗汉果的干燥果实,以果形圆润、摇之有响的广西永福罗汉果为佳。

罗汉果,这味被《岭南采药录》誉为"润肺止咳,清热利咽"的药食两用果实,既是中医调理肺燥型哮喘的"润肺要药",也是现代科学认证的天然抗炎剂。对于儿童哮喘伴干咳少痰、咽干喉痒者,罗汉果通过"润肺、抗炎、调节免疫"三重机制,展现出独特的呼吸道保护价值。

中药视角:清热润肺,止咳化痰

《岭南采药录》载罗汉果润肺止咳,清热利咽,《广西中药志》强调其主治肺热咳嗽,咽喉肿痛。中医认为,儿童哮喘反复发作伴干咳无痰、咽干舌燥者,多属"肺阴不足",罗汉果通过以下机制发挥作用。

润肺止咳:促进呼吸道黏液分泌,缓解黏膜干燥。

清热利咽:抑制咽喉部炎症反应。

解毒抗敏:结合食物过敏原(如尘螨蛋白),降低 IgE 介导的过敏反应。

配伍创新:罗汉果 1/4 颗 + 百合 5 克 + 蜂蜜 5 毫升(改良自沙参麦冬汤),可制成"润肺止咳饮",适配儿童口感。

▶ **DII 评分视角**：低炎症负荷的天然甜味剂

抗炎预估等级：★★★（推荐日食用量 10 克），显著优于普通甜味剂。

抗炎机制：所含罗汉果苷抑制 NF-κB 通路，降低 IL-6、TNF-α 水平。所含多糖阻断 STAT6 磷酸化（Th2 型炎症关键信号）。

> 黄金搭配：与深海鱼同食，可通过 n-3 脂肪酸协同抑制白三烯生成。

▶ **儿童使用安全法则**

有多维安全屏障。

无糖负担：甜度是蔗糖的 300 倍，但热量几乎为零。

低致敏性：临床致敏率 < 0.2%（需首次少量试食）。

代谢安全：体重 30 千克儿童日安全量达 150 克干品。

可分阶段调理。

急性干咳期：罗汉果 1/4 颗 + 梨 50 克，煮水（润肺止咳，每日 2 次，≤ 5 日）。

慢性调理期：罗汉果粉 1 克 + 山药粉 10 克，煮粥（健脾益肺，每周 4 次）。

预防护理期：罗汉果益生菌含片。

▶ **儿童友好食谱**

润肺罗汉冻：罗汉果浸膏 10 毫升 + 藕粉 5 克 + 蜂蜜 5 毫升，冷藏成型。每日 1 次，连服 3 日。

呼吸护航饮：罗汉果 1/4 颗 + 苹果 30 克 + 柠檬 1 片，煮水代茶。

零食创新：冻干罗汉果脆片（保留 90% 甜苷活性）。

食用禁忌与技巧

体质适配：适合干咳少痰、咽干舌燥的肺燥儿童。痰湿壅盛（舌苔厚腻）者慎用，需配伍陈皮。

增效处理：破壳后浸泡 30 分钟，甜苷溶出更充分；配伍麦冬 3 克增强滋阴润肺效果。

科学警示

市售罗汉果茶部分含糖量超标（＞40 克/100 克），建议选择无添加糖产品。

合并使用祛痰药需间隔 1 小时（防止过度稀释黏液）。

营养冷知识

罗汉果中的甜苷可模拟 β_2 受体激动剂作用，舒张支气管平滑肌。

> 建议选择果形圆润、摇之有响的广西永福罗汉果，从每日 1/4 颗逐步增量。

第四章

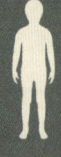

餐餐可行、人人可享
——大健康闭环管理个性化

《全球大健康倡议书》提出中国式大健康要"人人拥有健康知识，人人拥有健康资源"，只有普惠与经济的干预方式才能融入常人的日常健康管理。本书介绍的创新型经穴疗法和饮食疗法，正是这一理念的体现。在靶标研究、AI赋能、产业化探索等硬核手段的加持下，这些疗法被赋予了新的科技生命，"餐餐可行、人人可享"的可操作性，使哮喘儿童家庭的大健康管理闭环方案得以实现。同时"餐餐可行、人人可享"的理念，还昭示着未来大健康产业的蓝海中，更广大的民众将有望获得这些便利、有效、经济的产品和服务。

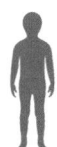

智能化、系统化实现个性化

利用食疗调理儿童哮喘的核心知识，让我们按照科学的步骤，量身定制属于您孩子的调养方案。大家可以通过系统化的方法，一步步找到正确的方向；也可借助蓬勃发展中的各种人工智能技术，比如儿童哮喘调养智能体，探索真正符合自己需要的调养方案。

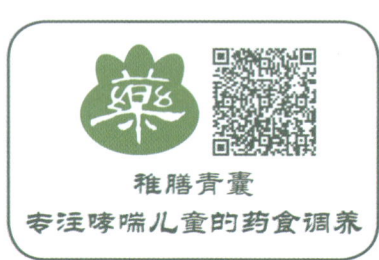

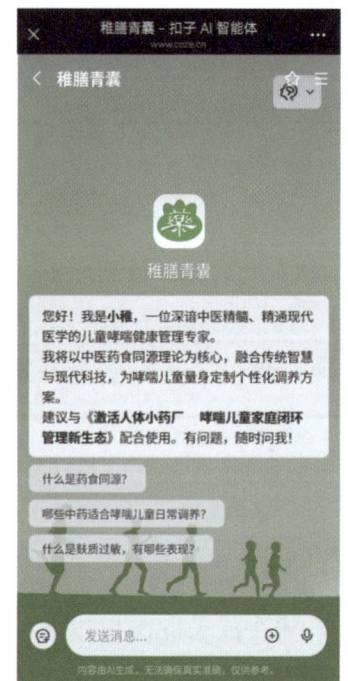

儿童哮喘调养智能体《稚膳青囊》

步骤一：分周期，明确阶段

哮喘是一个多阶段的疾病，症状会随着时间和环境的变化而波动。我们需要根据哮喘的发作频率、严重程度以及缓解期的体质特点，将调理过程分为不同的阶段：急性发作期、慢性持续期和临床控制期。

- **急性发作期**：缓解症状，控制炎症。哮喘发作时，气道会出现痉挛，会出现喘息、气促、胸闷或咳嗽等症状，同时还会伴有发热、咽喉发痒、乏力等其他症状。急性发作时应及时就医，在医生指导下用药。
- **慢性持续期**：调理体质，平衡免疫力。慢性持续期的主要特征是患者仍有不同程度的喘息、咳嗽、胸闷等症状，但程度较急性期减轻。患者应按照医生的指导用药。

- **临床缓解期/恢复期**：巩固效果，预防复发。在慢性持续期的治疗中，患者的症状已经得到缓解，但是仍有一定的复发风险。患者需要按照医生的指示继续使用药物。

以上三期，均应在医疗的基础上，配合饮食调理。

步骤二：辨别寒热，找准病因

中医认为，哮喘的发生往往与体内"寒热"失衡有关。通过观察症状，我们可以初步判断体质的偏向。

偏寒：倾向于过敏性哮喘，常伴有白痰多、咳嗽。
偏热：表现为干咳、少痰或黄痰，或伴有咽痛。
寒热错杂：黄痰与白痰均见，烦躁口渴，但不想喝水。

步骤三：分虚实，明确调理方向

根据体质的虚实状态，我们可以进一步细化调理策略。
虚型哮喘：体质偏虚寒，需补气健脾、益肾填髓。
实型哮喘：体质偏实热，需清热化痰、疏肝理气。
虚实夹杂：需兼顾补虚与清实，平衡调理。

步骤四：抓主症，明确重点

在调理过程中，需要抓住主要症状，明确调理的重点。
咳嗽：选择润肺止咳的食材，如梨、百合、沙参等。
气喘：选择平喘的食材，如黄芪等。
痰多：选择化痰的食材，如薏苡仁、瓜蒌等。

步骤五：选方案，制定计划

根据上述分析，我们可以从食疗、药膳、生活习惯等多个方面入手，制定个性化的调理方案。
日常饮食：根据体质，选择低过敏、低促炎食材与食谱。

药食同源方案：根据体质，选择个性化药食同源材料，精准定制个性化食谱。

穴位疗法：辅助穴位疗法，激发自身修复功能。

生活方式调整：合理安排作息，避免过敏原，增强运动耐受能力。

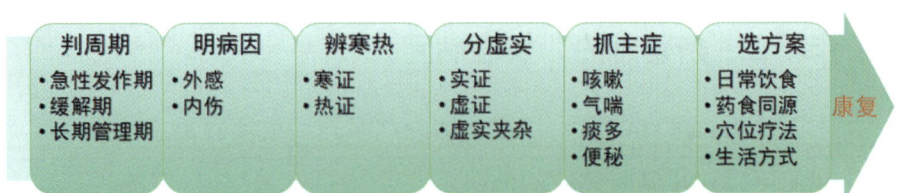

通过这五个步骤，我们可以清晰地找到适合的调理路径。科学的方法加上耐心执行，必将帮助我们逐步缓解哮喘症状，迈向健康生活。让我们一起开始这段旅程吧！

哮喘分型问卷家庭版

家庭食疗，也需要以中医的辨证论治、因人而异思想为依据。家长可能对哮喘的分型感到比较困惑。下面这个问卷非常简单，可逐步确定哮喘的分型，为最后的食疗方案选择提供依据。家长也可以知道，哪些情况是需要及时就医的。

在开始回答以下问题之前，请注意：

- 本问卷不能评价哮喘病情的轻重。哮喘病情的程度请咨询呼吸科医生。
- 本问卷仅从哮喘发病分期入手，依据具体症状评估哮喘分期、分型，为个性化食疗方案提供依据。
- 如需进一步确定个性化的精准食疗方案，可咨询营养科医生或中医医生。

哮喘儿童个性化食疗方案问卷

使用说明：每题选择答案后，根据"解答"内容的提示转跳至特定题目或阅读本书的特定章节。

起始部分：发作周期判断

○ 01 当下医生对孩子的哮喘发病判断是哪个阶段

　　A. 不清楚
　　B. 急性发作期
　　C. 慢性持续期
　　D. 慢性缓解期（临床控制期）

　解答　选 A，请继续下一题；
　　　　选 B，请跳到"第 1 部分：急性发作期"；
　　　　选 C，请跳到"第 2 部分：慢性持续期"；
　　　　选 D，请阅读本书第 205 页"慢性缓解期：四季调养，顺应自然"，或 216 页"伴随症状的对症药食同调"。

○ 02 肺功能检测是否正常

　　A. 不正常
　　B. 不清楚或没有检测
　　C. 正常

　解答　选 A，请继续下一题；
　　　　选 B，请继续下一题或进一步到医院呼吸专科检测肺功能；
　　　　选 C，大概率排除哮喘，或进一步咨询医生。

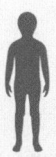

○ 03 当下是否存在喘息、气促、咳嗽、胸闷、有痰等部分或全部症状？

A. 是的，存在以上多个症状

B. 仅有个别症状

C. 没有以上症状

解答　选 A，请继续下一题；

选 B，请跳到"第 2 部分：慢性持续期"；

选 C，请阅读本书第 205 页"慢性缓解期：四季调养，顺应自然"，或 216 页"伴随症状的对症药食同调"。

○ 04 哮喘的一系列症状（如喘息、气促、咳嗽、胸闷、有痰等，一项或多项）是否近日突然发作？

A. 之前正常，现在突然发作

B. 之前哮喘症状轻，现在突然加重

C. 哮喘症状不重，近 1~2 周持续不断

D. 哮喘症状不重，至少近 2 周持续不断

解答　选 A 或 B，请跳到"第 1 部分：急性发作期"；

选 C 或 D，请跳到"第 2 部分：慢性持续期"。

○ 05 最近一周哮喘发作次数如何？

A. 每天发作多次

B. 几乎每天发作 1 次

C. 每周发作 3~4 次

D. 每周发作 1~2 次

解答　选 A 或 B，请继续下一题；

选 C 或 D，请跳到"第 2 部分：慢性持续期"。

第1部分：急性发作期

○ 06 本次发作是否与以下诱发因素直接相关？

A. 受凉、吹风或淋雨后突发
B. 饮食油腻或潮湿环境诱发
C. 情绪激动或压力大后突发
D. 没有明显诱因，突然发作

解答 选A，请继续进行下一题；
选B，请跳到题目13；
选C，请跳到题目15；
选D，请跳到题目10。

○ 07 恶寒与发热情况

A. 明显怕冷，无发热或低热
B. 怕冷轻，发热明显（体温38℃以上）

解答 选A，请继续进行下一题；
选B，请跳到题目9。

○ 08 痰液与鼻部症状

A. 痰白清稀，鼻塞流清涕
B. 痰黄黏稠，鼻干无涕

解答 选A，终止问卷，提示外感风寒型；
选B，终止问卷，提示外寒风热型。

○ 09 咽喉与口渴情况

A. 咽喉疼痛红肿，口渴喜喝冷饮
B. 咽喉痒，不痛，口不渴

解答 选A，终止问卷，提示外感风热型；
选B，返回题目7重新判断。

○ 10 痰液颜色与胸膈感觉

　　A. 痰白清稀多泡沫，胸膈冷感
　　B. 痰黄黏稠带血丝，胸膈灼热

　解答　选 A，继续进行下一题；
　　　　选 B，跳至题目 12。

○ 11 哮喘缓解方式

　　A. 舌淡苔白滑，胸背热敷可缓解哮喘
　　B. 舌红苔薄黄，饮用冷饮后哮喘症状加重

　解答　选 A，终止问卷，提示寒哮型；
　　　　选 B，终止问卷，提示寒热错杂型。

○ 12 大小便情况

　　A. 大便便秘，小便色黄
　　B. 大便正常，小便正常

　解答　选 A，终止问卷，提示热哮型；
　　　　选 B，终止问卷，提示肝郁化火型。

○ 13 痰液与体感特征

　　A. 痰多白黏如泡沫，咽喉中痰鸣声音响如拉锯
　　B. 痰黄黏稠，胸闷恶心

　解答　选 A，转跳到题目 16；
　　　　选 B，终止问卷，提示痰热壅肺型。

○ 14 舌象与体形

　　A. 舌淡胖苔白腻，体形虚胖
　　B. 舌红苔黄腻，体形偏瘦

　解答　选 A，终止问卷，提示痰湿型；
　　　　选 B，终止问卷，提示湿热内蕴型。

○ 15　发作时情绪关联与体征

　　A. 胸胁胀痛，嗳气后喘息稍缓

　　B. 烦躁失眠，手足心热

　　解答　　选 A，继续进行下一题；
　　　　　　选 B，终止问卷，提示肝郁化火型。

○ 16　诱发规律

　　A. 生气后更易发作哮喘

　　B. 哮喘夜间加重

　　解答　　选 A，终止问卷，提示肝郁型；
　　　　　　选 B，终止问卷，提示阴虚肝旺型。

第 2 部分：慢性持续期

○ 17　近期喘息的主要特点

　　A. 气短声低，活动后加重，休息后可以缓解

　　B. 喘息伴痰多，进食后胸闷加重

　　C. 气短乏力，稍动即喘，且痰多黏腻

　　D. 喘息持续，夜间平卧困难

　　解答　　选 A，继续进行下一题；
　　　　　　选 B，跳至题目 21；
　　　　　　选 C，跳至题目 24；
　　　　　　选 D，终止问卷，提示非虚证型，建议及时就医。

○ 18　是否容易自汗（不活动时出汗）或反复感冒

　　A. 自汗明显，怕风易感冒

　　B. 偶尔自汗，感冒频率正常

　　解答　　选 A，继续进行下一题；
　　　　　　选 B，终止问卷，提示肺虚不典型。请阅读本书第 205 页"慢性缓解期：四季调养，顺应自然"，或 216 页"伴随症状的对症药食同调"。

○ 19 痰液状态是怎样的

A. 干咳少痰，痰白质稀

B. 痰多黏稠或黄痰

解答　选 A，继续进行下一题；
选 B，终止问卷，排除肺虚型，提示可能有上呼吸道急性感染炎症，请及时就医以进一步诊断。

○ 20 舌象最接近以下哪种

A. 舌淡红，苔薄白，边有齿痕

B. 舌红少苔

解答　选 A，终止问卷，提示为肺虚型哮喘；
选 B，终止问卷，提示为气阴两虚型。

○ 21 是否经常感觉食欲不振或大便稀而不成形

A. 食欲差，饭后腹胀，大便溏

B. 食欲正常，无消化异常

解答　选 A，继续进行下一题；
选 B，返回题目 17 重新评估。

○ 22 痰液黏稠度如何

A. 痰多白黏，易咯出

B. 痰黄黏稠或带血丝

解答　选 A，继续进行下一题；
选 B，终止问卷，提示脾虚夹热证，请及时就医。

○ 23 舌象最接近以下哪种

A. 舌淡胖，苔白腻，舌周齿痕明显

B. 舌红，苔黄

解答　选 A，终止问卷，提示脾虚型哮喘；
选 B，终止问卷，提示湿热困脾型。

○ 24 是否同时具备"动则气喘，自汗怕风，且食欲不振，大便溏薄"等症状？

  A. 是
  B. 否

  解答 选 A，继续进行下一题；
     选 B，返回到题目 17，重新评估。

○ 25 痰液特点与舌象组合？

  A. 痰多清稀，舌淡白苔薄腻
  B. 痰黏稠色白，舌红苔黄

  解答 选 A，终止问卷，提示肺脾两虚型；
     选 B，终止问卷，提示虚实夹杂证，请及时就医。

以下是哮喘分期与分型一览表，便于后续药食调养方案的选择。

分期	分类	分型
急性发作期	外感型	外感风寒
		外感风热
	内伤型	寒哮
		热哮
		痰湿型
		肝郁型
慢性持续期		肺气虚型
		脾气虚型
		肺脾两虚型

（续表）

分期	分类	分型
临床控制期	结合体质四季调养	春 夏 秋 冬
伴随症状	便秘、积食、痰多、咳嗽、多汗	

调养食谱源源不断供给"小药厂"

前面我们已经了解了药食同源的新思路和可选择的佳品，家长可依据上面的问卷，选择本节的食谱方案，为孩子的天然"小药厂"持续供能。友情提醒：不要忘了经穴疗法的"护法"，在给孩子享用调养美食时，可以打开本书篇首的《白露引》。祝大家在天人合鸣、四季更替、五谷丰歉的自然法则中，让"小药厂"发挥出最大的效用。

一 急性发作期：寒热不同，菜单不同

哮喘急性发作期是指喘息、气促、咳嗽、胸闷等症状突然发生，或原有症状加重，并以呼气流量降低为特征，常因接触变应原、刺激物或呼吸道感染诱发。

急性发作期总体就医调养方案：建议立即就医，使用急性救援药物（如支气管扩张剂），并采取措施避免诱发因素。同时对症调理。

外感风寒

诱发因素：通常是由于外感风寒所引起。常见于上呼吸道感染诱发。

主要表现：恶寒、发热、咳嗽、咳痰稀白、气喘急促、咽痒。

调养原则：解表散寒、祛风化痰。

药食同源首选食材：银耳、紫苏籽、枇杷叶、白果（银杏）、杏仁、莱菔子、贝母、罗汉果、紫苏、玉竹、麦冬、橘红、佛手、桔梗、生姜、姜黄、山柰。

外感风热

诱发因素：通常是由于外感风热所引起。常见于上呼吸道感染诱发。

主要表现：胸闷、咳嗽、呼吸急促、有痰、胸闷、咳嗽等症状，痰液比较浓稠，一般呈黄色或绿色。

调养原则：清热解表、宣肺平喘。

药食同源首选食材：薄荷、杏仁、枇杷叶、浙贝母、芦根、沙参、玉竹、麦冬。

寒哮

诱发因素：主要是由于外感风寒或体内阳气不足引起。

主要表现：呼吸急促，喉中哮鸣有声，胸膈满闷如塞，咳不甚，痰少咯吐不利，面色晦暗带青，口不渴，或渴喜热饮，天冷或受寒易发，形寒怕冷，舌苔白滑，脉弦紧或浮紧。

调养原则：温肺散寒、化痰平喘。

药食同源首选食材：生姜、干姜、紫苏、杏仁、核桃仁、山药、黄芪、大枣。

寒哮 · 黄芪炖乳鸽

食材 黄芪30克，怀山药30克，茯苓30克，乳鸽1只。

烹饪 以上四物共放炖盅内，加水200~250毫升，隔水炖2小时，加入盐、味精调味。

功效 益气补肺，固表定喘。

用法 每隔3~5日服食1次，可常服。

寒哮 · 苏子粥

食材 苏子10克，粳米50克，红糖适量。

烹饪 将苏子捣为泥与粳米、红糖同入锅内，加水煮成粥。

功效 降气化痰，止咳定喘。

用法 每日早晚温服，5~7日为1个疗程。

寒哮 · 猪肺萝杏汤

食材 猪肺100克，白萝卜50克，杏仁6~9克。

烹饪 猪肺洗净切成小块，白萝卜切块，杏仁去尖去皮，加水煮至熟烂。

功效 降气化痰，止咳定喘。

用法 作汤饮用。

热哮

诱发因素：由于痰热内蕴、肺失清肃、气道阻塞而引起的哮喘。

主要表现：气粗息涌，喉中痰鸣如吼，胸高胁胀，咳呛阵作，咳痰色黄或白，黏浊稠厚，排吐不利，烦闷不安，汗出，面赤，口苦，口渴喜饮，不恶寒，舌苔黄腻，舌质红，脉滑数或弦数。

调养原则：清热化痰、宣肺平喘。

药食同源首选食材：杏仁、川贝母、枇杷叶、鱼腥草、金银花、桔梗、丝瓜藤、百合。

热哮·川贝杏仁饮

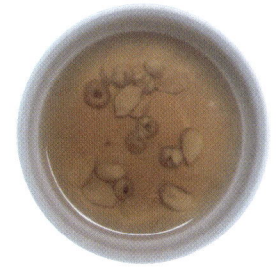

食材	川贝母6克，杏仁3克，冰糖少许。
烹饪	川贝母、杏仁加清水适量，用武火烧沸后将冰糖放入，转用文火煮30分钟即可。
功效	清热定喘。
用法	每日睡前服1次。

热哮·丝瓜花蜜饮

食材	丝瓜花10克，蜂蜜15克。
烹饪	丝瓜花放入杯内，用沸水冲泡，加盖浸泡10分钟，倒入蜂蜜搅匀即成。
功效	清热止咳，消痰下气。
用法	每日3次，代茶饮用。

热哮·鱼腥草丝瓜汤

食材 鱼腥草50克，丝瓜50克。

烹饪 鱼腥草寸断，丝瓜切成片，常规烹饪方法制成汤。

功效 清热宣肺、化痰定喘。

用法 作汤饮用。

热哮·芦根麦冬饮

食材 芦根10克，麦冬10克，冰糖适量。

烹饪 芦根和麦冬洗净，加清水煮沸后小火煮30分钟，加入冰糖。

功效 清热生津，润肺止咳。

用法 作为饮品，随时饮用。

热哮·桔梗薄荷水

食材 桔梗10克，薄荷5克，冰糖适量。

烹饪 桔梗和薄荷洗净，加水煮30分钟，过滤取汁，加入冰糖。

功效 宣肺利咽，化痰止咳。

用法 作为饮品，随时饮用。

▶ 痰湿型

诱发因素：痰湿型哮喘是常见类型，多因脾虚生湿、痰浊壅肺导致气机不畅、痰阻气道。诱发因素主要包括过食肥甘厚腻、生冷寒凉，或过食乳制品，尤其是对乳糖不耐受者更易诱发。

主要表现：痰多色白质黏，易咳出，喉间痰鸣。胸闷如窒，喘息声重，活动后加重。伴随症状包括头身困重、食欲不振、口中黏腻、大便溏稀。

调养原则：祛痰化湿、解痉通络。

药食同源首选食材：健脾祛湿类药材包括茯苓、山药、薏苡仁、白扁豆、陈皮。化痰利气类包括萝卜、桔梗、杏仁、冬瓜、海带。

痰湿型·茯苓山药粥

食材	茯苓15克，鲜山药100克，粳米50克，陈皮3克。	烹饪	茯苓捣碎，陈皮切丝；山药去皮切块。粳米与茯苓、陈皮同煮至半熟，加入山药煮至软烂。
功效	健脾祛湿，化痰理气。		
用法	每日早餐食用，连续1周后间隔2~3日。		

痰湿型·冬瓜薏苡仁排骨汤

食材	冬瓜200克，薏苡仁30克，排骨250克，生姜3片，茯苓10克。	烹饪	排骨焯水后与薏米、茯苓、姜片同炖1小时，加入冬瓜再煮20分钟，加盐调味。
功效	利水渗湿，清热化痰。		
用法	每周3次，湿热天气可频用，虚寒体质加3枚红枣。		

痰湿型·陈皮萝卜饮

食材 陈皮 5 克，白萝卜 150 克，蜂蜜 10 克（或生姜 3 片替代蜂蜜）。

烹饪 白萝卜切丝与陈皮加水煮 20 分钟，滤汁后调入蜂蜜或加生姜片稍煮。

功效 行气化痰，消食化积。

用法 餐后温服，痰多黏稠时连饮 3 日。

痰湿型·白果芡实老鸭汤

食材 白果（去芯）10 粒，芡实 20 克，老鸭半只，砂仁 3 克。

烹饪 老鸭焯水后与芡实、砂仁炖 1.5 小时，加入白果再炖 30 分钟，去油加盐。

功效 敛肺定喘，健脾固肾。

用法 秋冬季节每周 1 次，白果需煮熟防毒，儿童减半。

痰湿型·薏苡仁红豆莲子羹

食材 薏苡仁 30 克，赤小豆 20 克，莲子 15 克，冰糖适量。

烹饪 薏苡仁、赤小豆提前浸泡 2 小时，与莲子同煮至豆烂，加冰糖调味。

功效 健脾祛湿，清肺安神。

用法 作为午后甜品，每周 2～3 次，腹泻者减薏苡仁量。

肝郁型

诱发因素：多因情志失调长期情绪压抑，焦虑、抑郁、过度思虑导致肝气郁结。或突发情志刺激，暴怒、惊恐等引发。此外，长期熬夜（耗伤肝血）、久坐少动（气机郁滞）、过度用眼（肝开窍于目）也可诱发。

主要表现：发作性喘息、胸闷，夜间或情绪波动时加重，常伴频繁叹气。咳嗽少痰或干咳，痰黏难咯，咽喉如物梗阻（类似梅核气）。胸胁胀痛、急躁易怒或情绪低落。

调养原则：疏通肝气，恢复气机升降；调和肺气，缓解气道痉挛；配以健脾化痰。

药食同源首选食材：疏肝理气类可选玫瑰花、佛手、陈皮；柔肝养血类可选用枸杞子、桑葚；调和肝脾类可选山药、麦芽；平喘类可选杏仁、白果。儿童肝常有余：小儿肝郁哮喘多伴食积，可配合山楂、鸡内金消食。

肝郁型·玫瑰佛手茶

食材	玫瑰花5克，佛手干片10克，冰糖适量。
烹饪	佛手片与玫瑰花放入茶壶，沸水冲泡后闷10分钟，加入冰糖调味。
功效	疏肝理气，解郁宽胸。
用法	每日午饭后饮用1杯，连续5日停2日。

肝郁型·陈皮麦芽鲫鱼汤

食材 陈皮 10 克,生麦芽 20 克,鲫鱼 1 条(约 300 克),生姜 3 片。

烹饪 鲫鱼煎至两面微黄,与陈皮、麦芽、生姜同煮 40 分钟,去渣饮汤。

功效 疏肝健脾,化痰平喘。

用法 每周 2~3 次,餐前饮汤,腹胀明显时可加白萝卜 50 克。

肝郁型·桑葚枸杞小米粥

食材 桑葚干 15 克,枸杞 10 克,小米 50 克,莲子 10 克。

烹饪 小米、莲子煮至开花,加入桑葚、枸杞再煮 10 分钟。

功效 柔肝养血,滋阴安神。

用法 作为晚餐主食,适合夜间咳嗽加重者,每周 3 次。

肝郁型·香橼茯苓糕

食材 香橼粉 15 克,茯苓粉 30 克,糯米粉 50 克,红枣泥适量。

烹饪 所有粉类混合,加水和成面团,包入枣泥蒸 20 分钟。

功效 疏肝和胃,健脾化痰。

用法 作为点心每日 1~2 块,脾胃虚寒者搭配生姜茶。

三 慢性持续期：症状不同，菜单不同

慢性持续期是指每周均不同频度或不同程度地出现喘息、气促、胸闷、咳嗽等症状。通过综合调养，可帮助患者改善体质、减少急性发作频率，但需长期坚持并与现代医学治疗相结合。若出现症状加重，应及时就医调整方案。

肺气虚

诱发因素：肺主气，司呼吸，肺虚则气失所主，呼吸功能减弱。肺虚多因久咳伤肺，或肺气耗散所致。

主要表现：畏寒，自汗，面色白，易感冒，每因气候变化而诱发，气短声低，咯痰清稀色白，或喉中常有哮鸣声，舌淡苔白，脉虚细。

调养原则：补肺固表。

药食同源首选食材：黄芪、党参、白术、茯苓、五味子、紫菀。

肺气虚型·糖馏白果

- **食材**　白果 150 克，白糖 100 克，淀粉 25 克。

- **烹饪**　白果加水适量，置武火上煮沸后去膜，去心，装入碗中，加适量水，将碗上笼用武火蒸熟后取出。在锅中加清水适量，放入白果仁、白糖，置火上煮沸，撇去浮沫，用淀粉勾芡，略煮后上盘即可。

- **功效**　敛肺定喘。

- **用法**　可作糕点食用，每日不超 20 克。

肺气虚型·党参黄芪粥

- **食材**：党参 10 克，黄芪 10 克，粳米 50 克，红糖适量。
- **烹饪**：党参、黄芪加水煎煮取汁，与粳米、红糖同煮成粥。
- **功效**：补中益气，增强免疫力。
- **用法**：作为早餐或晚餐，温服。

肺气虚型·太子参胡桃粥

- **食材**：太子参 5 克，胡桃仁 20 克，粳米 50 克，红糖适量。
- **烹饪**：太子参加水煎煮取汁，胡桃仁捣碎，与粳米、红糖同煮成粥。
- **功效**：大补元气，补肾固精。
- **用法**：作为早餐，温服。

肺气虚型·五味子银耳羹

- **食材**：五味子 5 克，银耳 10 克，冰糖适量。
- **烹饪**：五味子煎汁去渣，银耳泡发，与冰糖同炖至软糯。
- **功效**：收敛肺气，养阴润燥。
- **用法**：作为甜品，餐后食用。

脾气虚

诱发因素：脾为后天之本，主运化水谷精微，脾虚则运化失常，水湿内停，聚湿生痰，上贮于肺，可诱发哮喘。多因饮食不节，劳倦过度等损伤脾胃所致。

主要表现：气短气促、气喘、出汗，语声低微、语音疲乏等。

调养原则：健脾化痰，补气平喘。

药食同源首选食材：山药、薏苡仁、党参、茯苓、白术、陈皮、山楂、麦芽。

脾气虚型·山药薏苡仁粥

- **食材**：山药100克，薏苡仁30克，粳米50克。
- **烹饪**：山药切块，薏苡仁和粳米洗净，一同煮成粥。
- **功效**：健脾益气。
- **用法**：作为早餐或晚餐，温服。

脾气虚型·党参茯苓粥

- **食材**：党参10克，茯苓10克，粳米50克，红糖适量。
- **烹饪**：党参、茯苓煎汁去渣，与粳米、红糖同煮成粥。
- **功效**：健脾益气，利水渗湿。
- **用法**：作为早餐或晚餐，温服。

脾气虚型·白术陈皮粥

食材 白术10克，陈皮5克，粳米50克，盐适量。

烹饪 白术煎汁去渣，与粳米、陈皮丝同煮成粥，加盐调味。

功效 健脾燥湿，理气和胃。

用法 作为早餐或晚餐，温服。

脾气虚型·山楂麦芽粥

食材 山楂干10克，炒麦芽10克，粳米50克，红糖适量。

烹饪 山楂、炒麦芽煎汁去渣，与粳米、红糖同煮成粥。

功效 健脾开胃，消食化滞。

用法 作为早餐或晚餐，温服。

三　慢性缓解期：四季调养，顺应自然

哮喘慢性缓解期的四季调养需顺应"春生、夏长、秋收、冬藏"的自然规律，结合中医"天人相应"理论，针对不同季节的气候特点及脏腑功能需求进行调理。通过四季差异化调养，可帮助哮喘患者顺应自然之气，巩固肺脾肾功能，减少复发风险，但仍需与规范治疗相结合，定期随访评估。

春季

春季对应肝木，万物生长，阳气升发。小儿哮喘在春季可能会因为肝气旺盛、阳气升发而出现一些特定的临床表现。

- 卫气虚：表现为容易出汗，尤其是在夜间（盗汗）。
- 气短乏力：春季肝气旺盛，如果肝气郁结，可能导致气短乏力，孩子可能会感到气短，活动后更加明显，平时也容易感到疲倦。
- 情绪波动：春季肝气升发，孩子可能会出现情绪波动，表现为易怒或烦躁。
- 过敏反应：春季花粉、尘螨等过敏原增多，哮喘患儿可能因此出现过敏反应，导致哮喘症状加重。
- 反复感冒：春季气候变化较大，孩子卫气虚，抵抗力下降，容易出现反复感冒，诱发哮喘。
- 消化不良：春季肝气旺盛，可能影响脾胃功能，导致孩子出现消化不良的症状。
- 夜间症状加重：春季夜间温度较低，孩子容易出现夜间盗汗，哮喘症状也可能在夜间加重。

对于小儿哮喘，家长应该注意观察孩子的症状变化，并及时采取适当的治疗措施。同时，家长应注意孩子的饮食和生活习惯，避免接触过敏原，减少哮喘的发作。

春·山药鸡蛋糊

食材 山药粉 30 克,鸡蛋 1 个,冰糖适量。

烹饪 将山药粉加适量水调成糊状,鸡蛋打散,锅中加水煮沸后,缓缓加入山药糊,边加边搅拌,再次煮沸后加入打散的鸡蛋液,搅拌均匀,最后加入冰糖,煮至冰糖溶化即可。

功效 山药补脾益肺,益肾固精,鸡蛋滋阴润燥,共同作用可健脾益肺,滋阴止咳。

用法 作为甜品或早餐,空腹食用。

春·山药扁豆粥

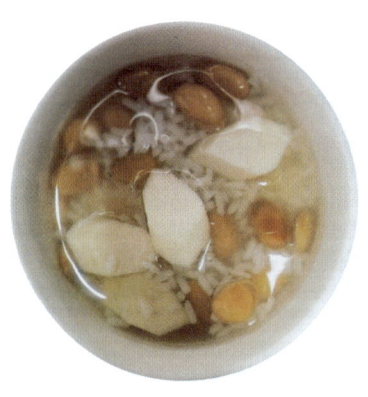

食材 山药 100 克,白扁豆 20 克,大米 50 克。

烹饪 山药切块,白扁豆和大米洗净,一同煮粥。

功效 健脾益肺,补气和中。

用法 作为早餐或晚餐,餐后食用。

春 · 玉屏风散粥

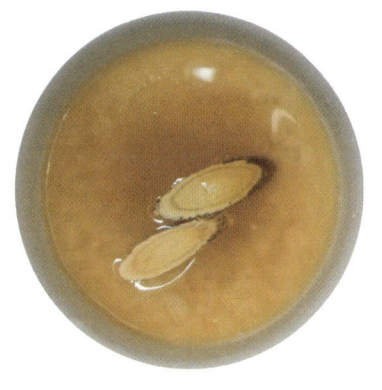

食材　黄芪10克，白术10克，防风5克，大米50克，冰糖适量。

烹饪　将黄芪、白术、防风煎汁去渣，用药汁煮粥，熟后加入冰糖。

功效　益气固表，增强免疫力。

用法　作为早餐或晚餐，餐后食用。

春 · 南瓜蜂蜜粥

食材　南瓜250克，大米100克，蜂蜜适量。

烹饪　南瓜去皮切块，大米洗净，一同放入锅中加水适量，武火煮沸后转小火煮至南瓜熟烂，粥稠，稍凉后加入蜂蜜搅拌均匀。

功效　南瓜富含膳食纤维，有助于缓解便秘；蜂蜜有润肠通便的作用。

用法　作为早餐或晚餐食用。

夏季

夏季对应的是火,与心相应,是一年中阳气最旺盛的季节。对于哮喘小儿来说,夏季可能会出现以下情况。

- 阳气过盛:夏季阳气过盛可能导致哮喘小儿出现上火的症状,如口干舌燥、便秘、面红等。
- 心火亢盛:夏季心火亢盛,可能导致哮喘小儿情绪波动,出现烦躁、易怒等情绪问题。
- 暑湿伤气:夏季多湿,湿邪困脾,可能导致哮喘小儿出现食欲不振、消化不良等症状。
- 汗出过多:夏季天气炎热,容易导致汗出过多,从而引起气阴两虚,表现为乏力、气短等症状。
- 哮喘症状加重:由于夏季空调使用频繁,哮喘小儿可能会因为温差变化、空气不流通等原因导致哮喘症状加重。
- 过敏原增多:夏季花粉、尘螨等过敏原增多,可能会诱发哮喘小儿的过敏反应,导致哮喘发作。
- 饮食不当:夏季小儿可能会摄入较多的生冷、油腻食物,这些食物可能会损伤脾胃,导致哮喘症状加重。
- 过度活动:夏季小儿活动量可能会增加,过度活动可能会导致哮喘小儿出现气短、乏力等症状。

夏季应适当午休,以养心安神,恢复精力。饮食应"适于寒温",不宜过于贪凉,以免伤及脾胃。

夏 · 绿豆薏苡仁汤

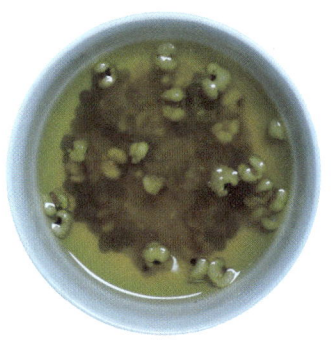

食材 绿豆 50 克，薏苡仁 50 克，冰糖适量。

烹饪 绿豆和薏苡仁提前浸泡 2 小时。将绿豆和薏苡仁放入锅中，加水煮至豆烂。加入冰糖，煮至糖溶即可。

功效 绿豆缓解暑热。薏苡仁健脾养胃、利水祛湿助，绿豆增强清热效果，适合夏季饮用。

用法 作为饮品，餐后饮用，寒哮忌用。

夏 · 土茯苓山药五指毛桃瘦肉汤

食材 土茯苓 15 克，五指毛桃 25 克，芡实 15 克，莲子 30 克，赤小豆 30 克，炒薏苡仁 20 克，无花果 2 个，山药 15 克，灵芝 10 克，玉竹 5 克，陈皮 1 片，瘦肉 500 克。

烹饪 五指毛桃、土茯苓、芡实、莲子、赤小豆、炒薏苡仁、无花果、山药、灵芝、玉竹用开水浸泡洗净，陈皮浸软、刮去囊，瘦肉冷水下煮开、洗净。混合所有材料，加水，大火烧开，小火煲 45 分钟，中途要搅拌一下，防止莲子粘锅。

功效 健脾祛湿，补肺益肾，强筋骨。

用法 作为汤品，餐前或餐后饮用。

夏·茯苓莲子粥

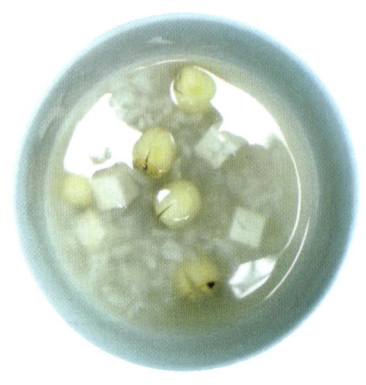

食材 粳米 100 克，莲子 30 克，茯苓 30 克，红枣 20 克。

烹饪 先将红枣、莲子文火煮烂，连汤放入粳米粥内，加茯苓（晒干磨碎末）粉再煮沸即成。

功效 健脾补中，利水渗湿，安神养心。

用法 作为粥品，早晚食用。

夏·杏仁大米粥

食材 杏仁 10 克，大米 50 克，冰糖适量。

烹饪 杏仁去皮，与大米一同放入锅中，加水煮沸后转小火慢煮至粥稠，加入冰糖搅拌至溶化。

功效 杏仁润肺止咳、润肠通便；大米补中益气、健脾养胃。

用法 作为早餐粥品，空腹食用。

秋季

在中医理论中,秋季属金,与肺相应,气候偏燥,燥邪易伤肺。因此,小儿哮喘在秋季可能会表现出以下特点。

- 咳嗽加剧:秋季燥邪伤肺,哮喘小儿可能会出现咳嗽症状加重,咳嗽声音嘶哑,痰少而黏,难以咳出。
- 气短气喘:由于秋季气候干燥,小儿哮喘患者可能会感到气短和喘息,尤其是在早晚气温较低时。
- 皮肤和口鼻干燥:秋季燥邪侵袭,小儿哮喘患者可能会出现皮肤干燥、口干、鼻干等症状。
- 夜间症状加重:秋季夜间气温较低,哮喘小儿可能会在夜间出现咳嗽和喘息症状加重。
- 情绪波动:秋季情绪易波动,哮喘小儿可能会出现情绪烦躁不安,影响病情。
- 过敏反应:秋季花粉等过敏原较多,哮喘小儿可能会因为过敏原接触而诱发或加重哮喘症状。
- 感冒诱发:秋季是感冒的高发季节,感冒易诱发哮喘发作。

对于小儿哮喘患者来说,在秋季选择一些具有润肺、清热、补益作用的食物是有益的。推荐食材包括:百合、莲藕、银耳、雪梨、马蹄(荸荠)。

秋 · 山药百合粥

食材 新鲜山药 100 克,百合 20 克,粳米 50 克,冰糖适量。

烹饪 山药去皮切成块,百合提前泡发。粳米洗净,与山药、百合一起放入锅中,加水煮至粥稠。根据口味加入适量冰糖煮至冰糖溶化即可。

功效 百合养阴润肺、清心安神;山药健脾补气。

用法 作为营养粥品,早晚空腹食用。

秋 · 银耳雪梨汤

食材 银耳一小朵,雪梨一个,冰糖一小把,枸杞 10 颗。

烹饪 银耳用温水完全泡发开,去蒂撕成小朵。银耳放锅中,倒入足量冷水,烧开后转小火炖 40 分钟左右。炖银耳的空档,把梨去皮切成块。银耳炖到汤汁稍有黏稠,倒入梨块,继续炖 15 分钟。开盖放入枸杞和冰糖,继续加盖炖 5 分钟即可。

功效 银耳润肺养颜、滋阴润燥;雪梨润肺止咳;枸杞滋肾润肺。

用法 作为甜品汤,餐后温热饮用。

秋 · 马蹄山楂饮

食材 新鲜马蹄（荸荠）100克，山楂干10克，冰糖适量。

烹饪 马蹄洗净去皮，切成块。山楂干洗净，与马蹄一起放入锅中，加水煮沸。加入冰糖，煮至冰糖溶化，过滤去渣，饮用马蹄山楂水。

功效 马蹄清热止渴，利湿化痰；山楂消食健胃开胃。

用法 作为甜品汤，餐后温热饮用。

秋 · 栗子山药枸杞粥

食材 栗子50克，山药30克，枸杞10克，大米50克，冰糖适量。

烹饪 栗子去壳切碎，山药去皮切丁，大米洗净。将栗子、山药、大米一同放入锅中，加水煮沸后转小火慢煮至粥稠，加入枸杞再煮5分钟，加入冰糖搅拌至溶化。

功效 栗子补肾强筋、健脾养胃；山药补脾益肺、益肾固精；枸杞滋补肝肾、明目强身。

用法 作为营养粥品，早晚空腹食用。

冬季

冬季属阴,气候寒冷,人体阳气内敛,阴气较盛。小儿哮喘在冬季可能会因为以下原因导致症状加重或复发。

- 寒邪侵袭:冬季寒冷,寒邪易侵袭人体,寒邪犯肺,导致肺气不宣,痰液凝结,引发或加重哮喘。
- 阳气不足:冬季阳气收藏,小儿肺脾肾三脏阳气虚损,尤其是肾阳不足,导致肺失宣降,出现哮喘。
- 痰湿内阻:由于脾阳不足,运化失调,痰湿内生,上阻肺络,痰气交阻,引发哮喘。
- 内外因素共同作用:冬季室内外温差大,小儿容易感冒,感冒可成为哮喘的诱发因素。
- 活动减少:冬季户外活动减少,室内空气流通不足,尘螨等过敏原易诱发哮喘。
- 饮食不当:冬季,人们喜欢吃温热、辛辣、油腻的食物,这些食物可能助湿生痰,诱发哮喘。
- 情绪因素:冬季日照时间短,情绪易低落,情绪波动也可能影响哮喘的控制。
- 空气污染:冬季雾霾较重,空气中的有害物质可刺激呼吸道,诱发哮喘。

在冬季,对于小儿哮喘患者来说,家长应注意孩子的防寒保暖,避免接触过敏原,合理饮食,保持室内空气流通,在冬季选择一些具有润肺、清热、补益作用的食物是有益的。

冬·黑枣银耳羹

食材 黑枣 10 颗，银耳一小朵，冰糖适量。

烹饪 银耳泡发，撕成小片。黑枣洗净去核。将银耳、黑枣放入锅中，加水煮至银耳软烂，加入冰糖调味。

功效 滋阴润肺。

用法 作为汤品，随餐食用。

冬·薤白粥

食材 薤白 10 克，粳米 50 克，盐适量。

烹饪 薤白洗净切段，与粳米同煮成粥，加盐调味。

功效 通阳散结，温肺下气。

用法 作为早餐或晚餐，餐后食用。

冬·胡椒猪肚汤

食材 白胡椒 5 克，猪肚 200 克，盐适量。

烹饪 白胡椒捣碎，猪肚洗净切块，一同炖煮 1 小时，加盐调味。

功效 温中散寒，补虚益气。

用法 作为汤品，随餐食用。

四 伴随症状的对症药食同调

在哮喘主要症状的基础上,可能还伴随其他症状困扰。这里我们列举常见的病症,并给出药食同调方案。

便秘

便秘·南瓜蜂蜜粥

- **食材** 南瓜 250 克,大米 100 克,蜂蜜适量。
- **烹饪** 南瓜去皮切块,大米洗净,一同放入锅中加水适量,武火煮沸后转小火煮至南瓜熟烂,粥稠,稍凉后加入蜂蜜搅拌均匀。
- **功效** 南瓜富含膳食纤维,有助于缓解便秘;蜂蜜有润肠通便的作用。
- **用法** 作为早餐或晚餐食用。

便秘·杏仁芝麻糊

- **食材** 杏仁 50 克,黑芝麻 50 克,白糖适量,淀粉 10 克。
- **烹饪** 杏仁和黑芝麻分别炒香,磨成细粉,锅中加清水煮沸,加入杏仁芝麻粉和白糖,用淀粉勾芡,煮至浓稠。
- **功效** 杏仁和芝麻均含有丰富的油脂,有助于润肠通便。
- **用法** 作为甜点,适量食用。

便秘 · 红薯粥

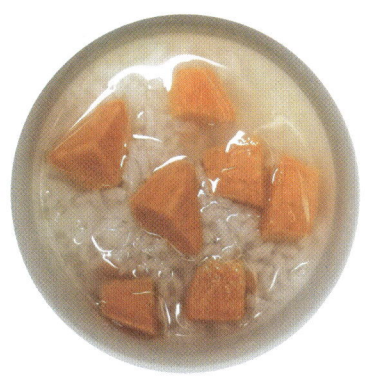

食材　红薯 200 克，大米 100 克。

烹饪　红薯去皮切块，大米洗净，一同放入锅中加水适量，武火煮沸后转小火煮至红薯熟烂，粥稠。

功效　红薯含有大量膳食纤维，有助于改善便秘。

用法　作为主食，日常食用。

便秘 · 苹果山楂茶

食材　苹果 1 个，山楂干 15 克，冰糖适量。

烹饪　苹果洗净切块去核，山楂干洗净，一同放入锅中加水煮沸，小火熬煮 10 分钟，加入冰糖调味。

功效　苹果和山楂均含有促进肠道蠕动的成分，有助于缓解便秘。

用法　作为日常饮品，温热饮用。

积食

积食·小儿安秋汤

食材 炒谷芽 10 克，炒麦芽 8 克，陈皮 2 克，乌梅 5 克，莲子 5 克，百合 8 克，瘦肉适量。

烹饪 将所有材料称重，汤料洗净，瘦肉焯水，加入 3 片姜，加水大火烧开，撇去浮沫。转小火煲半小时，只喝汤不吃渣。

功效 消食健胃，理气润燥，适用于秋季儿童保健，特别是易嗳气泛酸、口气大、睡眠不安、大便不调的孩子。

用法 作为汤品，只喝汤不吃渣，一周 2 次，适合 3 岁以上儿童，最好在无病痛时用。

积食·莱菔子粥

食材 莱菔子 10 克，粳米 50 克，红糖适量。

烹饪 莱菔子煎汁去渣，与粳米、红糖同煮成粥。

功效 消食导滞，降气化痰。

用法 作为早餐或晚餐，温服。

积食 · 山楂麦芽茶

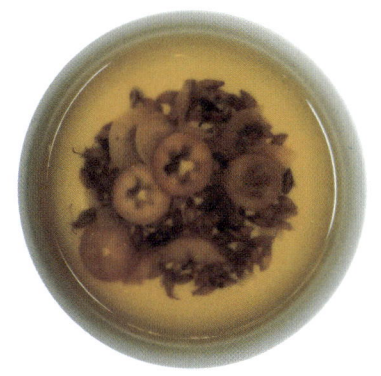

食材　山楂干10克，麦芽10克，冰糖适量。

烹饪　山楂干和麦芽洗净，加水煮沸后小火煮10分钟，加入冰糖。

功效　山楂消食化积，麦芽健脾开胃。

用法　作为茶饮，餐后饮用。

积食 · 白术陈皮粥

食材　白术10克，陈皮5克，大米50克，冰糖适量。

烹饪　白术和陈皮洗净，大米洗净，加水煮粥，煮至米烂，加入白术和陈皮煮5分钟，加入冰糖。

功效　白术健脾燥湿，陈皮理气化痰。

用法　作为早餐或晚餐，餐后食用。

痰多

痰多·川贝炖雪梨

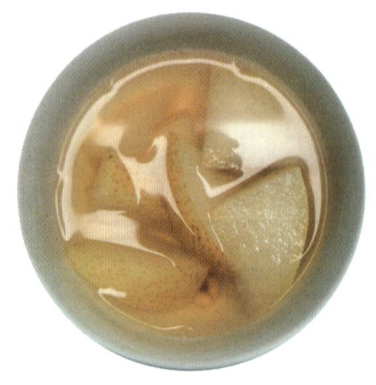

食材 雪梨1个,川贝母5克,冰糖适量。

烹饪 雪梨去皮去核,川贝母捣碎,放入雪梨中,加水炖煮1小时,加入冰糖。

功效 川贝母清热化痰,雪梨润肺止咳。

用法 作为甜品,餐后食用。

备注 川贝性寒,雪梨偏凉。不适合白痰的小朋友。

痰多·茯苓陈皮粥

食材 茯苓10克,陈皮5克,大米50克,冰糖适量。

烹饪 茯苓和陈皮洗净,大米洗净,加水煮粥,煮至米烂,加入茯苓和陈皮煮5分钟,加入冰糖。

功效 茯苓健脾利湿,陈皮理气化痰。

用法 作为早餐或晚餐,餐后食用。

痰多 · 百合杏仁粥

- **食材** 百合干 10 克，杏仁 10 克，大米 50 克，冰糖适量。
- **烹饪** 百合和杏仁泡发，大米洗净，加水煮粥，煮至米烂，加入百合和杏仁煮 5 分钟，加入冰糖。
- **功效** 百合清心安神，杏仁润肺化痰。
- **用法** 作为早餐或晚餐，餐后食用。

痰多 · 桔梗蜂蜜水

- **食材** 桔梗 10 克，蜂蜜适量。
- **烹饪** 桔梗洗净，加水煮沸后小火煮 5 分钟，冷却后加入蜂蜜。
- **功效** 桔梗宣肺利咽，蜂蜜润肺止咳。
- **用法** 作为饮品，餐后饮用。

痰多 · 枇杷叶茶

- **食材** 枇杷叶 10 克，冰糖适量。
- **烹饪** 枇杷叶去毛，洗净，加水煮沸后小火煮 10 分钟，加入冰糖。
- **功效** 枇杷叶清肺化痰，平喘止咳。
- **用法** 作为茶饮，随时饮用。

咳嗽

咳嗽·梨皮萝卜皮汤

食材 新鲜梨1个，白萝卜半根，冰糖适量。

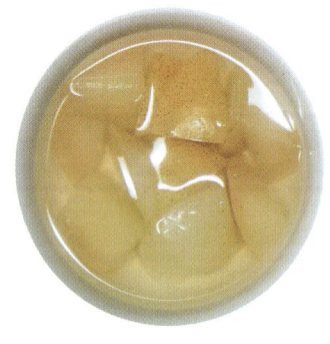

烹饪 将梨和白萝卜彻底清洗干净，连皮切块。放入锅中，加入适量清水，水量大约是食材的三倍。大火煮开后转小火煮20分钟，然后根据口味加入冰糖，继续煮至冰糖溶化即可。

功效 梨皮和白萝卜皮煮水具有清热止咳、清肠排毒的功效，对于咳嗽、咽喉肿痛等症状有一定的缓解作用，同时还能滋润肺部，缓解因干燥引起的不适。

用法 作为汤品，趁热饮用，适合所有人群，特别是咳嗽、喉咙干痒时饮用。

咳嗽·紫菀款冬花蜂蜜茶

食材 紫菀5克，款冬花5克，蜂蜜适量。

烹饪 紫菀和款冬花洗净，加水煮沸后小火煮10分钟，过滤取汁，冷却后加入蜂蜜。

功效 紫菀润肺止咳，款冬花化痰平喘，蜂蜜润肠通便。

用法 作为汤品，餐后食用。

咳嗽 · 川贝枇杷糖水

- **食材**：川贝母 5 克，枇杷叶 10 克，冰糖适量。
- **烹饪**：川贝母和枇杷叶（去毛），洗净，加水煮沸后小火煮 30 分钟，过滤取汁，加入冰糖。
- **功效**：川贝母清热化痰，枇杷叶清肺止咳。
- **用法**：作为饮品，餐后饮用。

咳嗽 · 罗汉果菊花茶

- **食材**：罗汉果 1/4 个，干菊花 5 克，冰糖适量。
- **烹饪**：罗汉果拍碎，与菊花一同加水煮沸后小火炖 10 分钟，加入冰糖。
- **功效**：罗汉果能清肺润喉，菊花有清热解毒的效果。
- **用法**：作为茶饮，晚餐后饮用。

咳嗽 · 杏仁核桃露

- **食材**：甜杏仁 15 克，核桃仁 15 克，牛奶 200 毫升，黑芝麻粉 1 勺。
- **烹饪**：杏仁和核桃仁泡水后磨成浆，加入牛奶煮沸，加黑芝麻粉和糖调味。
- **功效**：杏仁、核桃润肺，黑芝麻润燥。
- **用法**：作为饮品，晚餐后饮用。

多汗

太子参食谱

[太子参山药莲子汤] 太子参与山药、莲子一起炖煮，可以健脾补气、生津润肺，适合肺脾气虚、自汗的哮喘小儿。

[太子参五味子汤] 太子参与五味子一起煮，有益气健脾、生津润肺、益肾安神的效果，适合哮喘儿童饮用。

[太子参粥] 将太子参与粳米一起煮成粥，适合1岁以上的小儿，尤其适合在小儿无病痛、消化好时服用。

[太子参瘦肉汤] 太子参与瘦肉一起炖，适合体虚自汗、咳嗽的哮喘小儿。

[太子参泡水] 将太子参切片直接泡水喝，适合脾气虚弱、胃阴不足的小儿。

多汗·黄芪山药粥

食材	黄芪10克，山药100克，大米50克，冰糖适量。
烹饪	黄芪加水煎煮取汁，山药切块，与大米一同煮粥，加入冰糖。
功效	黄芪补气固表，山药健脾益肺。
用法	作为早餐或晚餐，餐后食用。

结语

我们期待每个家庭都能成为健康中国的最小细胞：当商调筝曲的韵律在周身流淌，当药膳清香在厨房弥漫，当父母的手掌轻抚孩子后背感知呼吸起伏——这日常的一幕幕，正在书写大健康时代的来临。愿本书播撒的种子，能在千万个家庭中长成守护儿童和青少年呼吸的森林，让每个生机勃勃的生命都能在天地五味的滋养中舒畅地呼吸。

附件

儿童哮喘病情能否得到有效控制，与家庭管理有很大关系。家长可以通过记周记和食物日记的方法，主动参与到哮喘控制和管理中来。请根据孩子的具体情况调整表格内容，并与医生讨论以获得个性化的建议。

附1：儿童哮喘周记

日期范围：____年____月____日至____年____月____日

日期	周一	周二	周三	周四
天气				
早餐				
午餐				
晚餐				
当日活动				
症状与触发因素				
用药情况				
备注				

备注：
- 症状与触发因素：记录孩子出现哮喘症状的时间、类型（如喘息、咳嗽等），以及可能的触发因素（如过敏原、冷空气、运动等）。
- 用药情况：记录孩子每天使用的哮喘药物名称、剂量和时间，包括控制药物和缓解药物。
- 备注：记录任何特殊的观察或医生的特别指导。

周五	周六	周日	周总结

使用方法：

- 每天记录孩子的饮食内容，注意是否有食物可能与哮喘症状相关联。
- 记录孩子的日常活动和可能的触发因素，如户外玩耍、接触宠物等。
- 记录孩子出现的症状，以及出现症状的时间和持续时间。
- 记录孩子的用药情况，包括使用的药物和用药后的效果。
- 每周结束时，进行周总结，回顾一周内的哮喘控制情况，并记录任何需要提醒医生注意的问题。

附2：儿童哮喘食物日记

日期：____ 年 ____ 月 ____ 日　天气：_____

	记录内容
早餐	食物名称及分量：_____ 是否有过敏反应：○ 是　○ 否 哮喘症状：○ 无　○ 轻微　○ 中度　○ 严重 是否使用了哮喘喷雾器：○ 是　○ 否
上午活动	活动内容：_____ 哮喘症状：○ 无　○ 轻微　○ 中度　○ 严重 是否有其他可能的哮喘触发因素 （如运动、冷空气等）：○ 是　○ 否
午餐	食物名称及分量：_____ 是否有过敏反应：○ 是　○ 否 哮喘症状：○ 无　○ 轻微　○ 中度　○ 严重
下午活动	活动内容：_____ 哮喘症状：○ 无　○ 轻微　○ 中度　○ 严重 是否有其他可能的哮喘触发因素：○ 是　○ 否
晚餐	食物名称及分量：_____ 是否有过敏反应：○ 是　○ 否 哮喘症状：○ 无　○ 轻微　○ 中度　○ 严重
晚上活动	活动内容：_____ 哮喘症状：○ 无　○ 轻微　○ 中度　○ 严重 是否有其他可能的哮喘触发因素：○ 是　○ 否
	哮喘症状：○ 无　○ 轻微　○ 中度　○ 严重 是否使用了哮喘喷雾器：○ 是　○ 否 睡眠质量：○ 良好　○ 一般　○ 差

今日特别观察：_____

医生建议：_____